via Comelico, 3 – 20135 Milano
http://www.guerini.it
e-mail: info@guerini.it

Prima edizione: dicembre 2022

Ristampa: V IV III II I   2022 2023 2024 2025 2026

Publisher Antonello De Simone

Copertina di Donatella D'Angelo
Foto di Adrian Seliga © iStock

Printed in Italy

ISBN 978-88-6250-861-2

Saschia Masini

DODICI RESPIRI

Ospedale in Fiera Milano.
Storia di un'esperienza eccezionale

prefazione di
Guido Bertolaso

GUERINI
E ASSOCIATI

Tutto ciò scaturiva da quel principio municipale in cui presso l'interesse al bene stava l'immediata facultà di operarlo.

Carlo Cattaneo

Prefazione

*di Guido Bertolaso**

Difficile non pensare, nel momento in cui vuoi raccogliere i ricordi di quelle convulse giornate, anche a un dettaglio che allora sembrava marginale, quasi un aneddoto a corollario di episodi davvero complessi.

Oggi, nel momento in cui ricordiamo i sacrifici e i dolori di migliaia di cittadini della *locomotiva* d'Italia, e lo dico da romano orgoglioso sia della mia capitale sia in primis della mia Patria, mi sorprendo a pensare a Leonardo del Vecchio, che quest'anno ci ha lasciato dopo aver scritto pagine di storia dell'Italia che ha stupito il mondo.

Quando cominciammo quella funambolica avventura avevo in mente un progetto ben chiaro, quello di far vedere ai cinesi come si costruisce una struttura sanitaria in poche settimane, non un ospedale da campo qualsiasi; grazie a Fondazione Fiera Milano che ha messo a disposizione gli spazi, i suoi uomini e donne che hanno

* Guido Bertolaso è medico volontario.

creduto nel progetto e lavorato per realizzarlo in tempi tanto brevi, ciò è stato possibile. Ma come spesso capita in Italia le polemiche fanno più notizia dei fatti. Siamo stati sommersi da un crescendo di critiche a una struttura che si voleva semplicemente utile per i molti, troppi, cittadini che venivano respinti dagli ospedali per assoluta mancanza di posti letto di rianimazione e per una carta di identità parecchio sfavorevole. Ci sembrava, a noi ingenui entusiasti del soccorso al prossimo, una risposta molto più adeguata rispetto, ad esempio, alla richiesta di aiuto di medici e tecnici a paesi per noi, culturalmente e politicamente, distanti anni luce. Il «Bertolaso hospital» come ironicamente fu soprannominato l'Ospedale in Fiera, divenne l'oggetto delle più feroci critiche da parte dei media per i costi esorbitanti (ricordo che non sono stati utilizzati fondi pubblici ma donazioni di privati), la bizzarria di una struttura sofisticata avulsa da un vero ospedale e, dulcis in fundo, il fatto che, per fortuna, dopo pochi ricoveri venne chiuso perché il virus era, solo in apparenza, «svanito».

In quel mentre, in quel silenzio assordante che appariva come l'unica risposta a quella valanga di contumelie, Leonardo del Vecchio, forse uno che avrebbe avuto diritto a chiedere spiegazioni, visto che lui e Silvio Berlusconi da soli avevano donato rispettivamente la non irrisoria cifra di 10 (dieci) milioni di euro per il «Bertolaso hospital» e per la Regione Lombardia, invece di protestare mi scrisse insieme al suo braccio destro, Francesco Milleri che: «Le polemiche non aiutano ma a un certo punto verrà dato il giusto merito a chi ha contribuito a migliorare la nostra sanità». Milleri aggiungeva poi: «ho imparato da venti anni di lavoro con Umberto Veronesi quanta ostilità possano trovare le nuove idee, ma a nuove minacce devono corrispondere nuove risposte!».

Come era solito ricordarmi il mio maestro Giulio Andreotti, «il tempo è galantuomo, anche se talvolta cammina lentamente». Nella seconda e terza ondata i numeri dei ricoveri, ahimè, hanno dimostrato quanto fondamentale fosse stata quell'idea di struttura ospedaliera e allo stesso tempo hanno portato alla luce l'impressionante superficialità di chi allora aveva le redini del Paese.

Né si può tacere su quanto ancora più utile sarebbe stato se dai primi istanti della ripresa della pandemia fosse stato immaginato come polo di riferimento principale per i ricoveri di terapia intensiva e rianimazione da Covid, lasciando così liberi gli altri ospedali di ricoverare le altre patologie critiche rispetto alla scelta di intasare quelle e poi virare sulla Fiera una volta esaurite le altre disponibilità.

Insomma, chi si aspettava la consueta introduzione a un testo che, senza il mio modesto apporto, potrebbe essere diffuso fra scuole e altre realtà dove insegnare la cultura dei doveri accanto a quella dei diritti fa sempre bene sarà rimasto certamente deluso per un testo politicamente molto scorretto. Ma tant'è, ognuno deve tenere fede ai propri ideali e valori, l'ipocrisia e la troppa diplomazia stanno annientando la classe dirigente di un Paese che cerca di ripartire grazie a energie private ed entusiasmi dei singoli che riescono anche ad asfaltare la sempre più dilagante burocrazia. Ecco quindi che abbiamo messo da parte le battute sulla chiamata improvvisa mentre lavoravo in Africa, le vicende delle prime ore passate sui progetti e sulle schede tecniche, gli incontri con le maestranze per «gasarle» a un lavoro mai fatto prima, i primi contatti, non sempre entusiasmanti, con i colleghi medici che avrebbero dovuto accompagnare la nascita di quell'*astronave* che dopo un primo decollo difficile ha poi raggiunto mete davvero lontane e importanti. Ho vissuto la nascita di quella struttura da un letto del San Raffaele con una perfida e stretta maschera che mi strizzava il cervello ma aiutava a respirare quando i miei polmoni erano ubriachi di virus. Anche in quei momenti, da cliente poco lieto di esserlo, ho apprezzato la straordinaria capacità e passione dei nostri medici e dei nostri infermieri, eroi veri, che hanno dovuto sopportare le pene dell'inferno-Covid per vedere finalmente riconosciuto il loro valore e la loro importanza, sebbene trattati economicamente come dei poveri incapaci. Ancora oggi, nel momento in cui il timore di dover di nuovo riprendere la guerra contro il virus è sempre più reale, mi tornano in mente le parole del grande scrittore Albert Camus che narrando la peste scriveva «Ci sono uomini e donne che non riuscendo a essere santi si sforzano di essere medici».

Introduzione

Enrico Pazzali[*]

Avevo paura.

Tutti avevamo paura.

Paura dell'ignoto, di qualcosa di sconosciuto e catastrofico, che si stava manifestando e cresceva di giorno in giorno. Ci arrivava addosso dal bombardamento dei media, dalle telefonate dei nostri cari, dagli sguardi delle persone e dall'urlo delle sirene.

Le pandemie erano cose da film di fantascienza e invece una di queste ce la siamo ritrovata di fronte, senza neanche accorgercene.

Io me li ricordo bene quei giorni, quelle settimane.

Ricordo i pensieri che riempivano la testa, ricordo le nostre facce stanche, gli occhi pesti, i sorrisi dimenticati.

Ricordo però, e forse ancora di più, la voglia di reagire come se volessimo attaccare quella paura, la convinzione che insieme avremmo creato «qualcosa», qualcosa che sarebbe poi diventato un faro della speranza, la speranza di potercela fare.

[*] Enrico Pazzali è Presidente della Fondazione Fiera Milano.

Era il 21 febbraio 2020 ed era arrivata una telefonata. Il Presidente della Regione Lombardia, Attilio Fontana, mi informava del primo caso Covid a Codogno. Era stata una conversazione breve, eppure era chiaro a entrambi che non c'era tempo da perdere.

Nei giorni a seguire, i dati sembravano sommergerci in una tempesta sempre più violenta. I necrologi su L'Eco di Bergamo occupavano pagine e pagine, la zona rossa era scattata per dieci comuni nel lodigiano, e le previsioni per le settimane successive diventavano sempre più spaventose, con una stima, il 3 marzo, di oltre 50.000 morti se non avessimo adottato misure eccezionali – ovvero chiuderci tutti in casa.

Quei giorni furono tremendi.

Il 6 marzo il prof. Antonio Pesenti del Comitato Tecnico Scientifico Regionale dichiarava la necessità di oltre 3.000 posti in terapia intensiva. E in Lombardia ce n'erano meno di 1.000. È così che abbiamo iniziato a pensare, io e Oscar Cassa, direttore tecnico di Fondazione Fiera Milano, che forse i padiglioni della Fiera avrebbero potuto ospitare una struttura di emergenza. Ma quella era solo un'idea. Abbiamo iniziato a elaborare schemi e layout di progetto: 1.000, 600, 500 posti letto e a prevedere i primi impegni economici, enormi, e tutte le complessità da gestire.

Intanto, i pronto soccorso erano al collasso, i letti in ospedale erano tutti occupati e dal resto del mondo arrivavano immagini tremende di una situazione che stava degenerando, ovunque. La terapia intensiva era davvero l'ultima speranza.

Ma ecco la svolta, il 13 marzo.

Poche parole al telefono con Guido Bertolaso, in quel momento in Sudafrica.

Due giorni dopo era già negli uffici di Fondazione Fiera e aveva stabilito la base operativa nelle nostre sale riunioni.

Il 16 marzo era pronto il prototipo iniziale. I primi donatori erano pronti a sostenerci, tra cui Leonardo Del Vecchio con 10 milioni di euro. Ma non erano abbastanza.

Abbiamo quindi costituito, il 18 marzo, un fondo per le donazioni supportato dalla generosità di oltre 6000 benefattori e abbiamo iniziato a cercare i fornitori. Il 19 marzo il Governo dava il suo benestare alla costruzione dell'Ospedale in Fiera.

È cominciata così una corsa contro il tempo terminata il 31 marzo con la consegna della struttura al Policlinico di Milano.

Il 6 aprile, l'arrivo del primo paziente. Grazie all'impegno, alla dedizione e alla fatica di Ezio Belleri, del prof. Nino Stocchetti e di tutte le persone coinvolte, l'Ospedale in Fiera era diventato una realtà funzionante. A tutti loro va la mia più profonda riconoscenza, li porterò per sempre nel mio cuore.

Diciamoci la verità: abbiamo temuto anche di non farcela, di non reggere la pressione, e invece... Insieme ce l'abbiamo fatta e l'Ospedale in Fiera è nato, come una magia, come una speranza per tutti.

Voglio dire però che il decidere di imbarcarci in questa avventura ha avuto un duplice effetto, esplosivo, per molti versi.

Da un lato ci sentivamo di essere davanti a una sfida che ci riempiva di angoscia, perché alle ansie già enormi sulla salute personale e quella di parenti, amici e colleghi si aggiungeva una sfida professionale micidiale per obiettivi e tempi. Dieci giorni per costruire un'idea che in poche ore era diventata un progetto, già modificato una decina di volte. Sì, perché la sera si correggeva, e la mattina si realizzava.

Dall'altro però questo obiettivo ha avuto anche un effetto benefico, se mi si passa il termine. Siamo stati obbligati a non pensare (troppo) a tutto il resto, ma a concentrarci solo sulle cose da fare.

Allora qui voglio dirla proprio tutta, anche perché questo libro ha un senso se non gira troppo intorno alle cose.

Io ho una certa esperienza di persone sul lavoro, perché il mio mestiere è questo: arrivare all'obiettivo, insieme.

Vi devo quindi dire che non ho mai pensato che non saremmo riusciti a tirarlo su, questo ospedale. L'ho capito perché non sono più un ragazzo, perché l'esperienza mi ha detto sin dalle prime ore che c'erano le condizioni per fare quello che serviva nei tempi e nei modi previsti. E poi, perché l'opzione di non riuscirci non era contemplata.

Ma su un punto ho dovuto ammettere con me stesso che avevo capito un po' ma non tutto; e quel punto è stata la forza che le persone riescono a scatenare quando sentono nel profondo del cuore che stanno facendo la cosa giusta.

Non voglio esagerare e non voglio sfidare la retorica, ma è qualcosa di impressionante, qualcosa mai visto prima. Qualcosa di magico, come ho raccontato nella mia breve cronaca.

Ho visto persone lavorare come mai avevo visto prima e come, ne sono certo, mai rivedrò.

Persone straordinarie, raggiunte ogni mezz'ora da telefonate angoscianti da casa, spaventate dalle sirene, ormai unico suono riconoscibile della città.

Persone che hanno fatto insieme cose incredibili, proprio quando «insieme» diventava, giorno dopo giorno, sinonimo di un contagio.

Ecco, la mia mente è tornata centinaia di volte a quei momenti e a quelle persone.

Anche nei giorni delle polemiche che hanno riguardato il nostro lavoro. Già, perché le critiche sono utili, quando fatte con spirito costruttivo.

Ma quelle che ci sono arrivate, erano urla di chi tifava perché non ce la facessimo.

Io però, nei momenti più aspri, ho sempre pensato a quelle facce al lavoro, molte delle quali di persone che non rivedrò mai più.

Oggi come allora, esattamente come allora, mi spunta un sentimento e a tutti quelli che con me hanno partecipato alla costruzione dell'ospedale, dico che ce l'abbiamo fatta!

E lo dico in una sola parola: grazie.

Questo libro è stato scritto grazie ai ricordi e i racconti di Enrico Pazzali, Presidente Fondazione Fiera Milano, di Ezio Belleri Direttore Generale del Policlinico, del prof. Nino Stocchetti, di medici e personale sanitario, dei pazienti e delle persone che sono state loro vicino, dei tanti (non certamente tutti) che sono entrati, anche se per poco, in questa storia incredibile.

Prologo

Dodici

Dodici al minuto sono i respiri di una persona che sta bene. Una persona che parla, ride, va al lavoro, cammina per la strada. Una persona che esce, per andare a farsi un giro, per un aperitivo.

Inspira, espira. Quanto diamo per scontato respirare, non è vero? Eppure, quando manca, allora lì ce ne accorgiamo. E tutte queste cose, a un tratto, prendono, riprendono, senso.

Inspira, espira. Tutte queste cose, per un segmento della nostra vita, non le abbiamo vissute. Te lo ricordi?

Marzo-maggio 2020: è stato come se ci fossimo congelati, in casa, come un incantesimo, o piuttosto come una maledizione. Non abbiamo provato nemmeno a combattere, ma piuttosto a costruire barricate silenziose perché un nemico non entrasse. Io resto a casa, scarpe fuori dalle porte, gel disinfettante, la novità, l'assuefazione e poi l'odio per le mascherine, le mura che prima sembravano un rifugio hanno poi iniziato a essere una prigione.

E poi fuori, quel fuori che non ti stancavi mai di guardare, annusare, desiderare e di cui avevi paura allo stesso tempo. Quel fuori, dove al limite uscivi per andare in coda al supermercato, dove c'era una parte di umanità che continuava a combattere sul campo, che continuava ad andare al lavoro tutti i giorni, per cercare di fronteggiare, ognuno nel suo ruolo, ognuno con la sua competenza, qualcosa di sconosciuto. La paura di essere troppo vicini, di abbracciarsi.

Inspira, espira: dodici sono i respiri che mima un respiratore, a cui una persona, che non può respirare, è attaccata.

E in quel momento di esplosione violenta del virus ne hanno avuto bisogno in tanti, di un aiuto a respirare. Di una mano nella mano, del C-PAP, dell'ossigeno, dell'essere intubati e attaccati, appunto, a un respiratore.

Quanto c'era bisogno di qualcuno che facesse qualcosa. Qualsiasi cosa.

Forse per questo si è inseguita un'idea che poteva sembrare folle, se qualcuno l'avesse avuta in un qualsiasi altro momento: costruire dal niente e rendere operativo in nemmeno due settimane un reparto di terapia intensiva, in un luogo dove generalmente scorre la vita, quella delle relazioni e degli scambi commerciali, in due dei padiglioni del Portello, la Fiera di Milano in città.

La Fiera e un Ospedale; difficile anche solo pensare

che queste cose possano andare insieme. Difficile pensare che convivano insieme il Salone del Mobile, l'EICMA, navette, badge, espositori, migliaia di persone con un interesse in comune, con l'approvvigionamento dei farmaci, la turnazione del personale, la scelta delle strumentazioni.

Eppure, è successo.

È successo che due realtà, normalmente distanti, la Fondazione Fiera Milano e il Policlinico, si siano trovate insieme per fare qualcosa di grande, insieme alla Regione, alla Giunta, a tutti i soggetti pubblici e privati che hanno contribuito.

È successo che si siano integrati, riallestiti gli spazi della Fiera, con la competenza tecnica e di cura del Policlinico, per creare un grande reparto di terapia intensiva, che era quello di cui il Paese in quel momento aveva bisogno, e che tutte le Autorità nazionali e della Commissione Europea chiedevano.

È successo che siano state messe insieme le competenze logistiche e organizzative sui protocolli, sull'ottimizzazione nella gestione dei letti da un lato, e quelle sui pazienti dall'altro. Che due entità tanto diverse siano diventate, insieme, mente, braccio e respiro di un grande progetto.

Ed è per questo che vogliamo raccontare questa storia.

Quindi partiamo da cosa non è questo libro. Non è una difesa, non è uno spot, non è una pacca sulle spalle. Non è il tentativo di incensarsi per qualcosa di incredibile.

È, invece, il tentativo di raccontare che cosa sia successo a Lodi, Bergamo e dintorni, e poi a Milano, in quei primi mesi del 2020, quando il nemico era ancora sconosciuto. Quando forse, in giro, c'era ancora un po' di paura ma non si sapeva bene di cosa.

La storia di una pandemia che non ci saremmo certo immaginati di dover vivere. La storia di chiunque abbia fatto bene quello che si doveva fare in quel momento, sì, anche stare a casa. Anche fosse solo aspettare, pazientemente.

Protagonisti in prima linea o comparse dietro le quinte, spettatori in sala, questo libro parla a tutti noi. Per ricordarci che cosa abbiamo passato. Per far sì che questa vicenda non sia resa sbiadita dal tempo, perché la memoria è una delle armi più potenti che abbiamo. Per spiegare perché sono state prese alcune decisioni, in un momento storico dove stare fermi era l'unica cosa da non fare. Per testimoniare che si possono fare le cose in modo collegiale, insieme.

Ecco che cos'è questo libro: un inno al lavoro, anche a quello nascosto. A chi stava in prima linea e a chi stava nelle retrovie, a quel muoversi sotterraneo che non finisce sui giornali o nei servizi alla televisione, che però permette alle cose di succedere.

Un libro sulla solidarietà, sulla concretezza e sullo spirito imprenditoriale. Sulla morte, sulla vita. Un libro sul tempo.

C'è chi dice che il tempo non si cambia, non si dilata. Non è vero. È stato fatto.

Capitolo Uno

Il cielo in una stanza
Gino Paoli, 1960

1.1 Non sono numeri

I numeri della pandemia oggi, 1° febbraio, Capodanno cinese 2022, sono questi:

- i nuovi positivi: 2.476.514
- i nuovi casi: 104.065, per un totale di 11.116.422
- le persone decedute: +235 – 146.925

Ma questi non sono numeri. Sono, alcuni erano, mamme, babbi, o papà, nonni, nonne, amici. Avevano un volto, avevano delle amicizie. Qualcuno era indispensabile per il tessuto sociale, qualcuno per i suoi nipotini, a cui leggeva una favola il pomeriggio dopo la scuola. Tutti erano fondamentali, ognuno a suo modo. Volontari, amici, buoni o cattivi che fossero, pensionati, memoria. Una parte di storia che in alcuni casi non siamo riusciti nemmeno a salutare a dovere.

1.2 Co.vi.d.-19

Co, corona; Vi, virus; D, disease; 19, anno di identificazione.

Ancora non lo avevamo mai nominato. Ecco qui di che cosa parliamo.

Covid-19 è una malattia respiratoria acuta causata da una mutazione genetica, un nuovo tipo del coronavirus responsabile della Sars (più letale anche se meno contagiosa) chiamato Sars-CoV-2, un virus giovane, e come tale inesperto, che compie l'errore di attaccare (e in alcuni casi uccidere) il suo ospite.

Il coronavirus non si interroga sul se (e come) sia possibile convivere con l'organismo che infetta. Potrebbe imparare a farlo – e noi con lui – ma ci vorrebbe tempo. È la storia naturale di ogni pandemia, che attacca con violenza, prima di diventare endemica.

Covid-19 si trasmette attraverso il contatto stretto con i casi sintomatici, ovvero con chi ha già contratto l'infezione e causa un'altissima mortalità tra le persone sopra i sessanta anni con patologie pregresse, come malattie cardiovascolari, malattie croniche respiratorie, diabete o cancro.

Sintomi: febbre, tosse e disturbi respiratori con manifestazioni cliniche che vanno dal comune raffreddore alla polmonite grave con sindrome da distress respiratorio, shock settico e insufficienza multiorgano. In alcuni casi può anche portare a una malattia polmonare interstiziale, l'avremo sicuramente sentito raccontare. Ma ci siamo chiesti che cosa volesse dire?

Per capire meglio come funziona il problema: l'aria che respiriamo entra nei bronchi che via via si snodano in rami sempre più sottili (i bronchioli) fino ad arrivare agli alveoli polmonari.

Gli alveoli sono come dei piccolissimi palloncini con una parete molto sottile, che permette all'ossigeno di passare dall'aria al sangue, e all'anidride carbonica di passare dal sangue all'aria. È così che la respirazione ci permette di ricavare dall'aria l'ossigeno, e di liberarci dell'anidride carbonica.

Quando l'aria entra nei polmoni (inspirazione) gli alveoli si gonfiano, per sgonfiarsi quando l'aria esce (espirazione). Ma gli alveoli non possono fare tutto questo «nel vuoto»: devono infatti entrare in contatto con i vasi sanguigni per scambiare ossigeno e anidride carbonica. Ed è proprio l'interstizio, un insieme di tessuti connettivi, che lavora da impalcatura del polmone e sorregge gli alveoli, dividendoli l'uno dall'altro e fornendo il sostegno necessario anche ai vasi sanguigni che portano il sangue a contatto con gli alveoli.

Il coronavirus provoca un'infiammazione di questo interstizio, che si ispessisce, impedendo agli alveoli di espandersi completamente durante l'inspirazione. Comincia a mancare l'ossigeno, il respiro si fa affannoso. Via via che questo processo avanza, la respirazione si fa sempre più difficile.

Questo virus, insomma, ci toglie l'aria. E non solo quella fisica, l'ossigeno che respiriamo.

La causa è un contatto umano, e poi, il contatto con le persone che amiamo, ciò che abbiamo di più caro, diventa anche la posta in gioco, diventa quello che ci viene tolto, come ci viene tolta la possibilità di poterle accompagnare, di poterle rassicurare. Di salutarle. Abbracciarle.

Non nasciamo soli. Non ci salviamo da soli. Non siamo fatti per morire soli. Eppure, in quei giorni, succede tante, troppe volte. Troppe perché in tanti veglino la notte per capire cosa si possa fare.

1.3 Un inizio

La nostra storia parte sempre da un Capodanno cinese, ma quello del 2020. È il 25 gennaio.

Se ci pensiamo bene, forse non è immediato ricordarsi in dettaglio cosa fosse successo, le cose sembrano distanti come se le avessimo vissute, sì, ma come se ormai appartenessero al passato.

Perché sembra che da allora, e poi da febbraio, da marzo, la vita, lo scorrere normale del tempo si sia fermato.

Abbiamo pensato che fosse una cosa di cui non preoccuparsi, abbiamo pensato fosse una bufala. E invece.

E invece a gennaio 2020 c'era qualcosa nell'aria, in tutti i sensi, e nessuno avrebbe mai potuto immaginare che cosa stesse per succedere. E invece a Wuhan, una città della Cina centrale – grande quanto poco conosciuta – da un po' gira una polmonite a cui non si sa dare un nome. Sembra che la maggior parte dei casi abbia un legame con lo Huanan Seafood Market, il mercato all'ingrosso di frutti di mare e animali vivi.

Ed è proprio a Wuhan che il 23 gennaio parte il primo lockdown di massa della storia. Sessanta milioni di persone della provincia di Hubei – undici nella sola Wuhan – vengono sottoposti a misure rigidissime. Le strade sono deserte, i servizi ridotti al minimo. Nessuno si immagina con che velocità quello che sarebbe sembrato impossibile arriverà fino a casa nostra.

In Europa, in Italia, intanto, nessuno – pochi – stanno prendendo la cosa troppo sul serio. Anche se è stato dichiarato il lockdown; anche se sono stati fermati i festeggiamenti del Capodanno. Ma Wuhan è lontana. Da lì è un piano inclinato.

10 gennaio
Questo «nuovo» virus – nuovo per modo di dire – ha una carta di identità. Viene depositata infatti la sequenza RNA virale nel database internazionale *virological.org*. Sembra che per il 96,2% il genoma del coronavirus umano sia identico a quello che contagia il pipistrello – cosa che giustificherebbe il parlare di salto di specie.

20 gennaio
In una conferenza stampa della *China's National Health Commission* viene confermato che il nuovo coronavirus, il secondo che conosciamo, si trasmette da uomo a uomo.

31 gennaio
Sono dichiarati dal Presidente del Consiglio Conte i primi due casi di contagio a casa nostra. Sono due turisti cinesi a Roma.

Ed è così che il virus inizia a farsi strada anche in Italia.

12 febbraio
A proposito di Fiere, una delle prime notizie che salta all'attenzione della stampa e rimbalza sui giornali è l'annullamento del Mobile World Congress, uno dei più grandi eventi al mondo di tecnologia mobile, a Barcellona. Nessuno può ancora saperlo, ma la stessa sorte

toccherà anche alla BIT, alle fiere del comparto moda, all'Artigiano in Fiera.

19 febbraio
Allo stadio San Siro, a Milano, ci sono almeno cinquantamila bergamaschi per Atalanta-Valencia. L'Atalanta vince 4-1 e il virus inizia a circolare sempre più a piede libero.

21 febbraio
È probabilmente *la* data, in Italia. Il Presidente della Regione Lombardia Fontana chiama Enrico Pazzali, il Presidente di Fondazione Fiera Milano: Mattia, un uomo di trentotto anni residente a Codogno, risulta positivo al coronavirus. Presto sarà conosciuto da tutti come il «paziente zero». Nel giro di poche ore si registra la positività di altre quattordici persone. Muore Adriano Trevisan, ricoverato in terapia intensiva nell'Ospedale di Schiavonia, a Padova. È il primo decesso di una lunga serie, dovuto al coronavirus.

23 febbraio
I riflettori sono puntati su undici piccoli comuni – dieci nel lodigiano: Codogno, Castiglione d'Adda, Casalpusterlengo, Fombio, Maleo, Somaglia, Bertonico, Terranova dei Passerini, Castelgerundo, San Fiorano e Vò in provincia di Padova – che diventano zona rossa, ovvero zona dove non si può né entrare, né uscire, dove sono soppresse tutte le manifestazioni, le attività commerciali non di pubblica utilità e ogni forma di riunione.

Nei primi giorni non c'è una reale percezione di quello che sta succedendo. Non c'è a Roma, non c'è nemmeno a Milano, che da Bergamo, da Codogno, dista 59 km. Si cerca di invitare alla calma, al non avere paura. Si dice anche che Milano non si ferma, che non ha paura.

E invece Milano, e non solo lei, deve fermarsi.

La situazione, infatti, precipita.

Il 4 marzo viene annunciata la chiusura delle scuole e università, in tutta Italia.

Il 7 marzo tutta la Lombardia diventa zona rossa, il 9 marzo scatta il lockdown per tutto il Paese. Di fatto si può uscire solo per comprovate ragioni di necessità come per fare la spesa, esigenze lavorative, acquisto di farmaci o altri motivi di salute. È tutto riassunto nell'hashtag #iorestoacasa.

Nelle ultime due settimane il numero di casi di Covid-19 al di fuori della Cina è aumentato di tredici volte e il numero di paesi colpiti è triplicato, ci sono più di 118.000 casi in 114 paesi e 4.291 persone hanno perso la vita. Altre migliaia stanno lottando negli ospedali. Nei giorni e nelle settimane a venire, prevediamo che il numero di casi, il numero di decessi e il numero di paesi colpiti aumenteranno ancora di più. L'OMS ha valutato questo focolaio 24 ore su 24 e siamo profondamente preoccupati sia dai livelli allarmanti di diffusione e gravità, sia dai livelli allarmanti di inazione. Abbiamo quindi valutato che Covid-19 può essere classificato come una pandemia.

Tedros Adhanom Ghebreyesus, Direttore Generale
dell'Organizzazione Mondiale della Sanità

18 marzo
Una colonna di mezzi militari arriva a Bergamo per trasportare le bare di decine di vittime verso i cimiteri di altre città, per la cremazione. La camera mortuaria del cimitero, infatti, non ce la fa più. Il suo limite è venticinque defunti al giorno, e i ritmi che le sarebbero richiesti sono ben altri. Non c'è più spazio disponibile, e le bare sono messe nella chiesa di Ognissanti, sempre nel cimitero. Questa immagine diventa simbolo della sofferenza di una città, di un Paese. La rende, se ce ne fosse stato bisogno, ancora più reale.

22 marzo
Le misure del governo si fanno ancora più dure. Vengono sospese gran parte delle attività produttive, non ci si può più spostare da un comune diverso rispetto a quello in cui ci si trova. Non si possono usare i parchi. Non si può fare sport.

27 marzo
In una piazza San Pietro vuota con pioggia battente, Papa Francesco prega per l'umanità.

Da settimane sembra che sia scesa la sera. Fitte tenebre si sono addensate sulle nostre piazze, strade e città; si sono impadronite delle nostre vite riempiendo tutto di un silenzio assordante e di un vuoto desolante, che paralizza ogni cosa al suo passaggio: si sente nell'aria, si avverte nei gesti, lo dicono gli sguardi. Ci siamo trovati impauriti e smarriti. Come i discepoli del Vangelo siamo stati presi alla sprovvista da una tempesta inaspet-

tata e furiosa. Ci siamo resi conto di trovarci sulla stessa barca, tutti fragili e disorientati, ma nello stesso tempo importanti e necessari, tutti chiamati a remare insieme, tutti bisognosi di confortarci a vicenda. Su questa barca... ci siamo tutti. Come quei discepoli, che parlano a una sola voce e nell'angoscia dicono: «Siamo perduti» (v. 38), così anche noi ci siamo accorti che non possiamo andare avanti ciascuno per conto suo, ma solo insieme.

Papa Francesco

1.4 Il commiato

Commiato (ant. comiato) s. m. [lat. commeatus -us, der. di commeare «avviarsi». – 1. a. Permesso di partire, licenza, congedo: chiedere c.; dare c., licenziare, consentire a uno di andarsene; prendere c., congedarsi da qualcuno. b. La separazione stessa, e il modo, i saluti con cui ci si lascia.

Il coronavirus ci ha fatto entrare in contatto con una parola così tanto dolorosa, e così tanto umana: il commiato.

Abbiamo imparato che nemmeno un commiato è scontato. Che non è detto che potremo salutare le persone che amiamo, quando se ne andranno. Che potrebbero essere in un letto d'ospedale, sole, senza nessuno di noi vicino. O meglio, con vicino chi ha il compito di curare, ma che si è dovuto far carico anche di questa parte straziante. Quanti ne abbiamo visti, in quei giorni. Quante volte è successo che medici, infermieri, abbiano provato ad affrontare anche il momento del commiato, provando, ognuno come è riuscito – bene, male, in modo goffo, o non preparato – in qualche modo a far salutare i propri cari, confortarli, poter dire «è solo un arrivederci questo». Perché la cura, l'assistenza, passano anche da qui.

I dottori, con chiunque si parlasse, ma specialmente a Milano, raccontavano che le persone morivano così velocemente che appena veniva dichiarato il decesso di qualcuno in terapia intensiva, non si poteva nemmeno rispettare un momento di attesa, di silenzio, di preghiera, o di qualunque altra cosa si preferisse, ma si doveva portare subito via il corpo, per far spazio a qualcun altro che stava combattendo tra la vita e la morte. Non sapevano più dove mettere le bare, la camera mortuaria non era più sufficiente.

Al Policlinico, il 25 marzo, Festa dell'Annunciazione e Festa del Perdono – con cui si concedeva l'indulgenza plenaria a coloro che avessero fatto visita alla cappella dell'Ospedale Maggiore, oggi Policlinico di Milano, nato proprio il 25 marzo 1456 – era stata organizzata la visita dell'arcivescovo che aveva confermato la sua presenza, anche vista la situazione, soprattutto vista la situazione, per un momento di preghiera.

Ci raccontano che, durante la visita, aveva chiesto di potersi fermare in cappella per pregare, ma chi lo stava accompagnando non sapeva bene come rispondere, perché la verità era che la chiesa era piena di bare. Erano lì, scure, silenziose, ferme, appoggiate tra un banco e l'altro.

Eppure l'arcivescovo aveva insistito: era lì che doveva entrare. Aveva sfilato per i banchi, silenzioso anche lui, fermandosi a ogni bara, toccandole, sussurrando qualcosa. Una scena di una tenerezza straziante. Sembrava che con quel tocco volesse assorbire il dolore di questo scempio, davanti al quale, lì, in quel momento, non poteva fare niente. O meglio, poteva pregare. E così aveva fatto.

1.5 Sirene

Marzo. Fuori le giornate sono bellissime, eppure tutti sono, tutti siamo, chiusi in casa. Sembra quasi un paradosso. I pochi che continuano a muoversi per lavoro hanno in comune lo stesso ricordo: come si vedessero bene tutte le montagne. Il cielo terso, uno spettacolo.

E hanno in comune anche la stessa colonna sonora: le sirene delle ambulanze che corrono per la città, e le campane a morto che continuano a rintoccare.

E mentre fuori negli occhi c'è questa esplosione di azzurro, e nelle orecchie questo suono che non si ferma, le condizioni di lavoro nelle terapie intensive lombarde si fanno estreme.

«Sospetto Covid. Siamo stati allertati per un problema respiratorio: polmonite bilaterale confermata da Rx torace, il paziente desaturava e ci hanno dirottato in Pronto Soccorso.»

Questo poteva essere un quadro come tanti, di un caso portato dall'autoambulanza al Pronto Soccorso. E purtroppo non uno isolato. Quindici, venti, quaranta casi al giorno.

Gli ospedali della Lombardia stanno affrontando un mostro. Quelli che accolgono malati Covid – prima i pubblici, poi anche i privati – mettono in atto, ognuno come può, strategie di fortuna per aumentare i letti di terapia intensiva, dove vengono ricoverati i malati in gravi condizioni di stress respiratorio che richiedono ventilazione forzata.

Per esempio, al Policlinico si passa dai 17 letti abituali di terapia intensiva, a una cinquantina – parliamo di posti dedicati ai pazienti intubati e incoscienti – più un'altra cinquantina per la sub-intensiva, per i pazienti con il casco, con l'ossigeno. Ma c'è molto di più del cercare di creare spazio e cercare le attrezzature, per un letto.

La situazione è di emergenza totale, in trincea, all'inizio senza nemmeno percorsi separati, contro un male non ancora inquadrato clinicamente, senza conoscere ancora farmaci efficaci che non siano l'ossigeno, l'eparina per evitare il rischio di trombosi e il cortisone ad alte dosi per tenere a bada i risvolti infiammatori della malattia.

La mortalità negli ospedali più sotto stress supera il 50%, e i letti cominciano a scarseggiare, tanto che decine di pazienti critici vengono trasferiti negli ospedali di altre regioni e fuori Italia.

In uno studio pubblicato sulla rivista scientifica della Associazione medica americana *JAMA (Journal of the American Medical Association)* il 13 marzo 2020, gli intensivisti Giacomo Grasselli, Antonio Pesenti e Maurizio Cecconi fanno il punto: ai 720 letti in terapia intensiva pre-Covid in Lombardia (occupati normalmente al 90% nei mesi invernali) dall'inizio dell'emergenza ne vengono aggiunti altri 200 in 10 giorni, per un totale di 482 letti aggiunti alla rete dei quindici ospedali hub prescelti nei primi 18 giorni.

Tutto il personale sanitario inizia a lavorare a ritmi assurdi, con turni infiniti.

In ospedale si combatte la morte, e a volte la si accoglie come un sollievo, a volte invece si prova, si stringono i denti. Si piange, magari senza farsi vedere, fuori, prima di entrare o una volta finito il turno. Perché si è stanchi. Perché magari si è passata la giornata tra barelle di persone che facevano fatica a respirare, sapendo che non sarebbe stato affatto semplice poter dare ossigeno a tutti. Perché si fa fatica a trovare dispositivi di protezione individuale, o perché è difficile affrontare un turno senza nemmeno potersi fermare tre minuti per andare in bagno.

L'esigenza è chiara: ci sono troppe persone che non riescono a essere aiutate, troppe che rimangono a casa, troppe che arrivano con la saturazione troppo bassa al Pronto Soccorso. Ci vorrebbero innanzitutto più letti di terapia intensiva. Ma come si fa?

1.6 You

Ci vorrebbero strutture di emergenza, più posti in terapia intensiva. Più posti.

Ma come?

La soluzione sono i container, come dice la Protezione Civile? Ci deve essere altro. Qualcosa di più permanente, di più solido. Abbiamo a disposizione un posto come la Fiera a Milano, dove ci sono alcuni padiglioni che potrebbero servire: non è possibile che una struttura del genere, che adesso è ferma, non possa essere d'aiuto. Non è possibile non metterla in qualche modo a servizio di tutti.

Enrico Pazzali pensa a tutte queste cose. Le pensa mentre è in macchina, di ritorno dalla Fondazione, verso l'albergo dove sta, in modo precauzionale verso la sua famiglia. Non è l'unico. Molti di quelli che stanno lavorando in condizioni di rischio scelgono di isolarsi.

I suoi li vede mezz'ora verso le undici, tutte le sere, con in mezzo una mascherina e un vetro, per salutarli, parlarci attraverso una porta, e prendersi la schiscetta della cena che gli hanno preparato.

«Hai una cera terribile» gli dice la moglie sorridendo.

Sì, è vero. Ce l'ha, una cera terribile, perché è preoccupato – e spaventato – per quello che vede succedere intorno a lui. E anche perché c'è un'idea, un'idea che fino a quando non riesce a capire come realizzare continua a ronzare in testa, a cui sta lavorando per farla diventare realtà: portare due padiglioni della Fiera di Milano – conosciuti forse meglio come il Portello, dal nome della porta più piccola del Castello Sforzesco che portava verso Rho – a ospitare una struttura di emergenza per la situazione che la Lombardia sta vivendo.

Da giorni sta parlando con la Regione, con la Protezione Civile: ci sono varie casistiche, non è chiaro cosa possa servire realmente, le proposte cambiano di ora in ora, si disegna un piano un giorno, e il giorno dopo si riparte da capo. Non è chiaro che cosa si debba progettare, ma è chiaro a tutti che non c'è tempo. Che ogni minuto è un'altra persona che smette di respirare. E un'altra, e un'altra.

È questo il suo dovere in questo momento: capire come la struttura che è sotto la sua responsabilità – parliamo di 25.000 mq a Milano – possa convertirsi, e servire ancora. Come successe nel 1946, quando il sindaco di Milano di allora, Antonio Greppi, chiese al Presidente della Fiera di allora, Luigi Gasparotto, di poter ospitare parte della stagione della Scala al Palazzo dello Sport, oggi meglio conosciuto come Palazzo delle Scintille, in modo da dare un segno di rinascita, dopo la guerra, e di vicinanza col territorio. Fiera di Milano mise così a disposizione il proprio padiglione – il primo ricostruito – per ospitare parte dell'anno operistico scaligero.

Guidando dalla Fondazione verso casa, Milano dorme. Buio, intorno. In giro, nessuno. Le tre torri di CityLife senza una luce. In macchina suona sempre la stessa canzone, Ten Sharp, *You.* Hai presente quando non riesci a sentire altro che una canzone, che sembra ti stia chiamando, dicendo qualcosa? You, you, you… tu. Ma cosa puoi fare tu? Cosa possa fare io?

Ci vorrebbero più strutture di emergenza, più posti in terapia intensiva. Più posti. Un ospedale. Un ospedale nei padiglioni 1 e 2 al Portello. Un ospedale?
Ma come si fa un ospedale?

1.7 Come si fa un ospedale

Prima di raccontare, come davvero sia stato fatto questo ospedale, abbiamo chiesto a Enrico Pazzali cosa si portasse dietro da questa esperienza.

L'Ospedale in Fiera è stato uno sforzo, una fatica, un lavoro incredibile, per un risultato tecnico altrettanto incredibile, soprattutto come esempio di concerto pubblico-privato. Tante imprese hanno collaborato mettendo a disposizione le loro migliori energie, e così centinaia di medici, infermieri, e personale sanitario di diversi ospedali, privati e pubblici.
Per questo, tirando una linea, i frutti di questa esperienza non vanno cercati (solo) nei numeri, nei pazienti curati o guariti, ma in quello che tutti, come collettività, ci portiamo dietro come bagaglio di esperienza.
Prima di tutto, quindi, ci portiamo dietro un nuovo approccio: non guardare il problema solo da un lato, ma da prospettive diverse, per provare a risolverlo, tenendo diverse visioni a mente.
Non fermarsi a leggere la norma e applicarla senza se e senza ma, ma interpretarla e capire come si faccia a far succedere le cose. Adoperarsi per fare ciò di cui c'è bisogno. Esporsi per fare ciò di cui c'è bisogno.
In un momento così critico, forse con un po' di incoscienza, sicuramente nell'unico modo possibile, abbiamo preso a responsabilità di fare in tempi strettissimi quello che generalmente si era abituati a metabolizzare, gestire, e fare in tempi molto più lunghi, dalle forniture dei materiali alla presa di decisioni, fino allo sgombero di spazi non ancora utilizzati. Se ci fossimo cristallizzati sugli aspetti burocratici non si sa-

rebbe mai andato avanti di un pannello, e l'Ospedale non sarebbe mai stato fatto.
Abbiamo imparato, poi, a mettere in gioco ognuno qualcosa di proprio, ad avere il coraggio di decidere cosa fosse meglio, in base al contesto; spesso questo si dimentica, e invece è la prima cosa da raccontare. Quando si ricostruisce una vicenda a posteriori, infatti, sembra tutto semplice, semplicissimo, ma quando devi decidere veloce, senza tempo, si impara a farlo con cervello, e con gli elementi a disposizione.

Questo racconta Enrico Pazzali.

La Regione che si è organizzata, la Fiera è stata capace di cambiare forma, il Policlinico ha creduto in una terapia intensiva distaccata, è arrivata la generosità di tanti uomini e donne, più di 6000, che hanno deciso di aiutare la causa.

Senza il loro supporto non ci sarebbe stata la fine che conosciamo, per questa storia. Leonardo Del Vecchio, patron di Luxottica, McDonald's con i suoi franchisee e la Fondazione per l'infanzia Ronald McDonald, Moncler, UnipolSai, tutti coloro che hanno deciso di dare un contributo, piccolo o grande che fosse, dai grandi imprenditori, fino a Pietro. Pietro chi?

Non importa il suo cognome: Pietro è un ragazzino che oggi ha quindici anni. Un ragazzino che ne aveva tredici, di anni, a marzo del 2020, quando ha scelto di donare i suoi risparmi, tutti i suoi risparmi, all'Ospedale in Fiera. Era in DAD, era passato da fare tre sport ogni settimana, a non uscire mai di casa. Era inquieto, e sentiva che voleva fare qualcosa, che voleva aiutare, dare il suo contributo. Ma come si fa a dare il proprio contributo stando fermi, chiusi in casa? E quindi Pietro cerca, si informa, trova e si ferma sul progetto dell'Ospedale, un po' perché lo trova bello, sulla carta, un po' perché è di Milano, un po' per la vicinanza. E decide di donare lì i suoi risparmi.

In un primo momento Pietro ci rimane male. Legge sui giornali che i soldi raccolti non sarebbero stati impiegati effettivamente nell'Ospedale, non capisce se i lavori vadano avanti o no. Si preoccupa, pensa di aver fatto un buco nell'acqua e, con l'aiuto dei suoi genitori, decide di scrivere alla Fondazione.

In risposta, Pietro viene invitato a vedere con i suoi occhi lo stato di avanzamento del cantiere, a toccare con mano una struttura che si costruiva minuto dopo minuto, la sua modularità che si poteva spegnere e riaccendere velocemente.

Quando ho visto quello che stavano facendo, parlato con chi stava facendo turni massacranti, quando ho capito che niente di quello che avevo regalato sarebbe stato perduto, mi sono sentito felice, semplicemente. Felice e soddisfatto di poter esser stato di aiuto. Io ho fatto solo una piccola parte, rispetto all'insieme, ma è stato bellissimo vedere che con lo spirito di squadra, insieme a un piccolo gesto di tutti, possa venir fuori una cosa colossale. Sono fiero di averne fatto parte.

Fiero di aver respirato che quello che aveva davanti agli occhi non era più solo tecnica, ma umanità.

Anche per questo, per tutti i Pietro che non abbiamo

nominato, per tutti gli operatori sanitari, per tutti coloro che hanno partecipato, ci portiamo dietro che, nel momento peggiore, le persone coinvolte si sono prodigate al di là di qualsiasi dovere, o contratto. La loro generosità ha fatto sì che pur in una situazione di emergenza non si sia mai dovuto discutere niente.

Personalmente credo che siano state le persone a fare la differenza. Eravamo consapevoli di essere coinvolti in qualcosa che meritava, che stavamo facendo quello che andava fatto. Tutti si sono sentiti apprezzati. Non c'era chi saltava la fila. Si riusciva a vedere il volto, la grinta, la determinazione in faccia alle persone. Non c'era niente da dire, c'era da fare e si faceva. Ospedale in Fiera è stato fatto così.
Ci portiamo dietro la sicurezza di aver fatto un'opera utile e giusta, forse non perfetta, ma perfetta per il contesto in cui è stato necessario prendere le decisioni. L'aver visto il meglio del nostro Paese. Anche il peggio, a volte, senza avere un'assoluzione per tutti.

Così Enrico Pazzali sintetizza il suo sentimento sull'Ospedale in Fiera.

La serietà. L'entusiasmo. L'orgoglio.

Ci portiamo dietro l'aver toccato con mano che si può diventare operatori di supporto alla comunità non solo con il finanziamento di progetti «buoni», ma con un ruolo da protagonisti, tanto da far diventare questo punto, per Fondazione Fiera Milano, uno dei capisaldi della propria strategia. L'Ospedale è

stato solo l'inizio: la progettazione prima, e la realizzazione dei centri vaccinali massivi, capaci, fino a oggi, di somministrare 2,4 milioni di dosi di vaccini e il supporto ai profughi ucraini, per raccontare solo le iniziative più importanti.
Ci portiamo dietro che a fare le cose insieme, unendo problemi, certezze e risultati, si guadagna sempre. E non solo nel breve periodo.
Ci portiamo dietro che abbiamo cercato di parlare al presente, e non al condizionale. Perché sì, sarebbe bello, ma ancora più importante, che qualcosa fosse concreto.

Ma torniamo alla domanda: come si fa un ospedale.

Premessa: sarà senz'altro, la nostra, una risposta parziale, perché abbiamo parlato con alcune delle persone che lo hanno fatto, ma non abbiamo certamente potuto parlare con tutti.

E parlando con loro, la prima cosa che viene da dire è con che cosa *non* si fa, un ospedale. Un ospedale non si fa con le certezze granitiche. Non si può fare senza accettare di cambiare idea, piano, e direzione. E che, a proposito di direzioni, un ospedale non si può fare senza correre.

Un ospedale, prima di tutto, si fa con le persone. Medici e infermieri, ma non solo loro: tutte quelle che lo rendono possibile con il loro lavoro, spesso nascoste. Certo, ci sono tante cose che concorrono, tante cose che vanno pianificate, organizzate, messe in fila. Ma senza le persone, non si va da nessuna parte. Ed è di alcune di queste persone, che abbiamo provato a raccontare la storia.

Capitolo Due

Costruire
Niccolò Fabi, 2006

2.1 I numeri di un ospedale fatto in quindici giorni

- 1 Portello (*Il* Portello)
- 2 padiglioni
- 3 fasi di progetto
- 800+ maestranze che hanno lavorato alla realizzazione dell'ospedale
- 25.000 mq di superficie
- 3 gruppi elettrogeni, con 2 serbatoi di gasolio relativi
- 50 km di cavi elettrici
- 51 quadri elettrici
- 82.000 litri riserva di ossigeno
- 18 ospedali coinvolti nella gestione dei moduli di terapia intensiva
- 500 unità di personale sanitario impiegate contemporaneamente nel massimo utilizzo dell'Ospedale nell'arco delle 24 ore
- 400 mq dedicati alla diagnostica (TAC, Rx, LAB, analisi)
- 940 mq di servizi generali (deposito farmaci, accettazione)
- 2.820 mq di servizi sanitari (spogliatoi, guardaroba)

2.2 Perché la Fiera

Per recuperare questi posti che servono in terapia intensiva, circolano tante ipotesi, tanti interrogativi; bassa o alta intensità, un ospedale da campo, una struttura da costruire (quasi) ex novo, o il riadattamento di qualcosa di esistente. La Protezione Civile ipotizza che potrebbero funzionare dei container, come delle scatole di terapia intensiva, e in Fondazione Fiera Milano si continua a pensare come gli spazi della Fiera possano giocare un ruolo in tutto questo.

Potevi far finta di non aver niente a che fare con quell'idea folle, e continuare a fare smart work nel tuo ufficio in casa, ma la verità era che, anche se ti sarebbe piaciuto non sentirli, quegli spazi ti chiamavano. Potenzialmente erano perfetti per essere utilizzati per qualcosa, anche se noi, ancora, non sapevamo cosa.
Oscar Cassa, direttore tecnico Fondazione Fiera Milano

Spazi, dicevamo. Da lì si inizia ad aggiungere, idea sopra idea, tassello dopo tassello. Ragioniamo: che cosa abbiamo a disposizione? Bisogna infatti anche fare i conti con i tempi delle forniture, con l'approvvigionamento di ciò che serve. Partire dal materiale a disposizione in magazzino. Abbiamo margine per costruirle, queste scatole? Di che c'è bisogno per una terapia intensiva?

Al tavolo di lavoro, Regione Lombardia chiama anche Guido Bertolaso, capo della Protezione Civile ai tempi del terremoto de L'Aquila, e il suo team, che aggiunge l'esperienza della progettazione sanitaria in un'attività frenetica di disegni, organizzazione e riorganizzazione degli spazi. Le scatole prendono forma e diventano moduli.

Tutto questo non in settimane, o mesi, ma in una manciata di ore.

Il 13 marzo Regione Lombardia decide di procedere con la realizzazione di un ospedale temporaneo ad alta intensità di cura per alleggerire le terapie intensive.

Identifica anche l'area della Fiera di Milano – il Portello – come la migliore per la creazione di questa struttura (per gli appassionati di decreti, ecco tutti i riferimenti DL n.18/2020, DGR n. 2985 del 23/3/2020 e n. 2988 del 27/3/2020). Agire su vecchi edifici ospedalieri sarebbe risultato più lento e costoso, soprattutto per la lentezza della burocrazia pubblica.

Ma perché proprio la Fiera?

Si sceglie la Fiera perché gli spazi sono già dotati di fondazioni e urbanizzazione primaria, con reti e infrastrutture necessarie; questo significa locali già condizionati, pronti a livello elettrico e idraulico, con connessione, e un'altezza tale da poter ospitare le condotte per il ricambio dell'aria. Una delle certezze, infatti, è che serva un polo che includa percorsi separati pulito/sporco e ambienti di cura condizionati a pressione negativa per evitare il rischio di infezioni intra ospedaliere.

Si sceglie la Fiera, poi, per la sua localizzazione centrale. I padiglioni 1 e 2 in città, infatti, distano pochi chilometri dagli ospedali cittadini e, prove di trasporto del malato alla mano, con un'ambulanza a sirene spiegate, il passaggio da un letto in Policlinico a uno nel padiglione Fiera viene completato in 15 minuti – tempo necessario per pagare il ticket e fare gli esami del sangue.

L'assunzione primaria in termini progettuali è stata quella di non realizzare una grande quantità di posti letto intensivi in spazi enormi e indistinti, come in altri Paesi, puntando piuttosto alla creazione di Unità Operative tipiche di terapia intensi-

va, di quattordici posti letto ciascuna, totalmente autonome, rispettose dei requisiti funzionali e organizzativi, dotate di un organico di personale medico e non dedicato che disponesse di tutti i presidi medico-chirurgici necessari, senza doversi allontanare per alcuna necessità operativa.

Guido Bertolaso

Interno, Fondazione Fiera Milano - giorno

«Abbiamo l'ok da Regione. Adesso dobbiamo costruire un ospedale in quindici giorni.»

«Come scusi Presidente?»

Per poco Oscar non casca dalla sedia. È l'ingegner Cassa, il direttore tecnico della Fondazione Fiera. Presidente, invece, il Presidente Pazzali. In Fondazione tra di loro si chiamano Pres. e Ing, come per ricordarsi di non dare troppa importanza alle cariche. Oscar ed Enrico, per questa storia.

«L'Ospedale. Adesso dobbiamo andare veloci.»

Sembra l'inizio di un film – ma, in caso, sarebbe uno di quelli tratti da una storia vera. Un viaggio sulla luna. La battuta d'avvio di un'esperienza pazzesca, perché Cassa nella sua vita probabilmente tutto avrebbe pensato meno di dover progettare un ospedale di terapia intensiva in Fiera, dove aveva iniziato a lavorare da giovane laureato, proprio per la costruzione dei padiglioni 1 e 2 del Portello. Tutto avrebbe pensato, meno di dover dare nuova vita a spazi che aveva imparato a

conoscere così bene, come se li accompagnasse verso la maggiore età.
Il primo istinto è quello del «ma, ma...». Ma non è il nostro mestiere. Ma che ne sappiamo noi di un ospedale? Ma non siamo pronti per una cosa del genere. Ma noi lavoriamo con le fiere...
«È perfetto allora, perché dalle fiere noi abbiamo imparato una cosa fondamentale che fa comodo anche per un ospedale. Anzi due.»
Qui ci starebbe bene un: «E cioè?» ma Cassa è ancora un po' frastornato. Il suo Presidente gli ha davvero chiesto di progettare un ospedale?
«Uno, che siamo abituati a pensare sempre per il caso peggiore...»
E questo è vero. E due?
«Due, che siamo abituati a consegnare entro una data certa, costi quel che costi. E che da lì non si sgarra.»
«Abbiamo una data certa?»
«Il 31 marzo.»

L'Ingegnere inizia a prendere appunti: «Ok, 31 marzo, data inizio lavori?»
«Il 31 marzo consegniamo la struttura.»
«Ma mancano nemmeno due settimane...»
«L'ho detto che bisogna mettersi a lavoro!»
«Non so se sia possibile che...»
«Consegniamo la prima parte. Per la seconda abbiamo più tempo.»
«Quanto tempo in più?»
«Una settimana di più. Iniziamo.»

Chi è (e cosa fa) Fondazione Fiera Milano

Fondazione Fiera Milano è la depositaria e garante del patrimonio materiale e immateriale della Fiera di Milano. È una Fondazione per lo sviluppo del territorio che custodisce e promuove la cultura e gli strumenti dello scambio di beni, servizi e conoscenza in funzione della crescita e del benessere delle persone, delle imprese e della comunità.

È stato uno dei primi «motori» dello sviluppo economico e urbanistico di Milano, e per questo nel 2002 ha avviato i lavori per la costruzione della Fiera a Rho e, contemporaneamente, l'iter per la riqualificazione dell'area storica cittadina del quartiere fieristico.

Al suo interno ha un'Accademia, per la formazione di competenze dedicate al mondo degli eventi e delle fiere, e l'Archivio Storico per gli sviluppi culturali e di ricerca economico-sociale.

Oggi missione principale della Fondazione è sia potenziare il ruolo di Fiera Milano, attraverso una serie di investimenti per aumentare la competitività a livello internazionale e nazionale e la sostenibilità delle infrastrutture fieristico-congressuali, sia valorizzare il territorio con interventi di venture philanthropy nel sociale, nella ricerca scientifica, l'arte, la cultura, lo sport.

2.3 Pronti, partenza, via!

Dal 14 marzo si inizia la fase di progettazione vera e propria. In pochi giorni si progetta e si disfa. Si ipotizza e si cancella. Si ascolta e si corregge. Lo staff tecnico della Fondazione Fiera e i suoi collaboratori cominciano a elaborare i primi layout e prototipi. A causa dei tempi di consegna ipotizzati (tre settimane, decisamente troppe), l'ipotesi container viene sostituita dall'idea di montare moduli prefabbricati, tipo quelli degli stand, chiudendoli con controsoffitti a tenuta ermetica.

Questo permette sia di creare quella famosa pressione negativa che serve per evitare la dispersione virale negli ambienti in cui il personale non è protetto, sia di avere un condizionamento autonomo rispetto agli altri spazi per consentire il lavoro di operatori sanitari vestiti con i dispositivi di protezione necessari (15/16°C di temperatura), e con un ricambio in tutti gli ambienti di dodici volumi d'aria all'ora con filtri assoluti in entrata e in uscita a difesa di personale e pazienti.

Per facilitare la progettazione prima, e la costruzione poi, si pensa a un concetto spaziale ripetitivo composto da moduli, che a loro volta sono raggruppati in blocchi di due tipi: semplici (con una sola fila di sette letti), e doppi (con due file di letti, uno di fronte all'altro).

Le verifiche da fare e i problemi da risolvere sono tanti e le questioni cruciali emergono subito: come distinguere dei percorsi «rossi» dei malati e del personale in assetto Covid da quelli «verdi» degli altri spazi non destinati all'attività clinica che devono essere protetti dal virus.

Come rispondere alla domanda di energia sufficiente per tutti i macchinari che ne hanno bisogno, dove recuperare un generatore all'altezza. Pensare e prevedere tutte le funzioni utili a una struttura complessa (Farmacia, Radiologia, Laboratori, area medici ecc.), garantire spazi adeguati intorno ai singoli letti per le manovre degli operatori.

Ma c'è anche un altro problema, abbastanza rilevante: come si finanzia tutto questo?

Per accelerare i tempi, e pagare la progettazione, le opere civili e gli impianti del nuovo ospedale – oltre a donare 1 milione di euro e mettere a disposizione gratuitamente i padiglioni 1 e 2 del Portello – Fondazione Fiera Milano ha l'idea di costituire un fondo per la raccolta di donazioni private. Saranno raccolti 24,9 milioni di euro da oltre 6.000 donatori, qualcuno con grandi cifre, qualcuno più piccole, ognuno secondo le proprie capacità.

Già dal 15 marzo, pur essendo ancora nel bel mezzo della progettazione, si decide di iniziare a contattare le imprese – fidate e già testate – per richiedere le forniture necessarie, per cercare di avere tutto più in fretta possibile. Alla fine dei lavori saranno più di 110 le aziende coinvolte.

L'Ospedale evolve di giorno in giorno, modificandosi continuamente in corso d'opera con varianti sui layout, materiali e impianti. Diventa fondamentale lavorare con pareti prefabbricate, per agevolare i cambiamenti dell'ultimo secondo.

Il 20 marzo apre il cantiere: la superficie interessata è

di 15.000 mq, praticamente l'estensione di dieci campi da tennis. Le persone che ci lavorano, tra tecnici e operai, sono più di 800, in una precisa divisione dei ruoli.

Fondazione Fiera Milano coordina il progetto, commissiona la realizzazione delle infrastrutture (moduli, pavimentazione e impianti) e gestisce le forniture – ovviamente, oltre a offrire tutta la struttura in comodato d'uso gratuito.

Regione Lombardia – attraverso Aria Spa (la centrale di acquisti regionale per le forniture sanitarie) – si occupa dell'acquisto delle attrezzature e dei materiali sanitari, oltre a gestire l'installazione di quelli donati. Attraverso poi Infrastrutture Lombarde Spa (società poi confluita in Aria Spa) analizza, verifica e approva i progetti, coordinando le attività in cantiere, la direzione dei lavori, e la sicurezza.

Al team di lavoro manca ancora un po' di esperienza specifica.

Ed è per questo che in questa folle corsa il 22 marzo entra anche il Policlinico di Milano, che prende la gestione della terapia intensiva dell'Ospedale in Fiera. Gli altri ospedali aiuteranno insieme a lui.

2.4 Una stampante 3D. Grande 15.000 mq

Il Policlinico assume quindi la direzione sanitaria dell'ospedale, con l'obiettivo di gestirne personale, degenze, beni e servizi.

Da subito inizia a interagire con i progettisti, correggendo, con attenzione, dettagli e modifiche che solo l'esperienza può far notare. Dalle «piccole cose», come il lavaggio mani che deve essere predisposto senza l'uso delle mani, con la «ginocchiata», garantendo spazi adeguati per la svestizione dei medici, fino alla corretta climatizzazione dei moduli per la zona rossa. In cantiere, infatti, erano tutti preoccupati di non riuscire a garantire che facesse abbastanza caldo, quando il punto invece era mantenere la temperatura non superiore ai 15°C per far sì che il personale medico e sanitario riuscisse a lavorare bene, senza sudare eccessivamente con addosso i dispositivi di protezione personale.

Il tempo è poco, e occorre impiegarlo bene. Per questo, prima di tutto, vengono fissati quattro meeting giornalieri (alle 8, alle 12, alle 16 e alle 21) perché tutti siano aggiornati sullo stato dei lavori. Ma l'Ingegner Cassa ricorda bene anche l'ultimo sopralluogo al cantiere verso le 23 la sera, dove il Presidente controlla tutto un'ultima volta, prima di chiudere la giornata.

«Qui la vernice non va ancora bene, c'è questa porta che non si chiude...»

Vernice? Siamo in attesa del gruppo generatore, francamente la vernice e la porta che non si chiude erano un attimo passate in secondo piano. C'è il planning da controllare per tutto il layout, c'è il materiale per la pressione negativa, il check per l'ossigeno. Bisogna infatti essere previdenti e pensare a quanto ossigeno servirebbe se tutti i malati contemporaneamente avessero bisogno della dose massima. E moltiplicarla per due, per essere ancora un po' più sicuri.

Il cantiere va veloce, tanto che non c'è nemmeno il tempo di mandare le modifiche con pdf via e-mail, ma si usa WhatsApp. Si progetta, si manda e si realizza direttamente, si fanno foto per controllo e si corregge su quelle. Non è raro notare che qualcosa, che si modifica sulla carta, in verità sia già stato fatto. Tutti lavorano con ritmi mai visti, sette giorni su sette, con turni sulle ventiquattro ore. Tutti sanno che con il loro operato potrebbero davvero cambiare le sorti di tante persone. Nessuno si lamenta. Nessuno si risparmia.

Tutto si accumula, tutto deve essere risolto.

Praticamente era come avere a disposizione una gigantesca stampante 3D che realizzava quello che tu, dieci minuti prima, avevi messo su un foglio. Tu davi un input, per esempio disegnando una parete, non facevi in tempo ad accorgerti che avevi fatto un errore di calcolo e modificarlo, che, tac! Quella, dal vivo, era già stata tirata su. Ti poteva anche scappare un: ma come, l'avete già fatta, la parete?! E magari ti prendevi anche la ramanzina dell'operaio di Bergamo che ti ricordava che non era certo lì a perder tempo!

Ricorda Oscar Cassa.

Chi segue i dettagli tecnici, chi i dettagli e basta, chi segue i percorsi, chi le forniture, chi lo scheletro, chi il garantire che tutte le persone che lavorano nel cantiere lo possano fare in sicurezza (a questo proposito è doveroso ricordare che su 800 persone impegnate su più turni, quindi circa 280/300 persone che lavoravano contemporaneamente, in Fiera, nessuno si è contagiato).

Per essere certi di poter gestire anche le emergenze, si progetta anche una *Control room* presidiata h24 per la rilevazione di incendi, si incrementa il numero dei naspi antincendio (la cassetta per estinguere i possibili incendi che utilizza tubazioni semi-rigide montate su una bobina con alimentazione idrica), e si potenzia l'impianto di rilevazione, integrando segnalatori ottico acustici.

L'alimentazione elettrica dedicata alle nuove utenze ospedaliere è distinta da quella dei padiglioni, è realizzata in regime di continuità assoluta per garantire il funzionamento senza interruzioni anche in caso di blackout, in piena conformità a quanto avviene nelle sale operatorie degli ospedali permanenti.

Si cerca di pensare a tutto, tutto, tutto. Perché è lo sguardo, di tutti insieme, che fa venire le cose perfette.

Il layout di funzionamento della struttura prevede una rigida separazione fra la zona degenza riservata ai malati e la zona per personale in servizio, con unità di terapia intensiva di sette/quattordici letti, climatizzate e a pressione negativa, con controllo centralizzato via monitor, con relativi passaggi-filtro per personale e trasporto malati, la zona rossa, separata dalla zona verde dove si trovano zone di vestizione/svestizione, aree relax e lavoro personale con collegamento via internet con Policlinico, area mensa, area conferenze, Farmacia, Laboratorio analisi, Radiologia, *morgue*, depositi e sale impianti.

Nello specifico nella prima fase si lavora per otto moduli (uno da quattro e sette da sette), per un totale di cinquantatré letti, quattro blocchi di servizi – ognuno a metà tra due moduli di degenza – con sale di lavoro per medici e infermieri, zona relax, spogliatoi, magazzini e servizi, oltre alla zona dedicata al triage, laboratorio di analisi, sterilizzazione e diagnostica (TAC, Rx), spogliatoi e guardaroba.

All'esterno vengono collocate due grandi cisterne di ossigeno per fronteggiare la richiesta di quaranta litri/minuto e i generatori di corrente, che garantiscono la continuità in caso di blackout della centralina.

Per quanto riguarda la dotazione di gas medicali, le norme prescrivono che per un paziente in terapia intensiva bisogna garantire un flusso di ossigeno di 120 litri/minuto, h24, il che per cento posti letto richiede un contenitore di 25.000/30.000 litri per garantire la riserva per tutti i letti contemporaneamente operativi.

Si chiama il gruppo Sapio per sapere se siano in grado di fare qualcosa del genere, in tempi del genere. Si sa che stanno lavorando per tante terapie intensive, per aiutarli ad aumentare i letti.

La risposta arriva nel giro di nemmeno due ore, e va al di là di qualsiasi sogno: «Ce la facciamo, sì, e in più questo impianto lo vogliamo regalare noi, insieme ad Allianz» dice al Presidente Pazzali, Maurizio Colombo, il Vice Presidente del gruppo.

Non sa con precisione a che cosa andranno incontro ma, come tanti, vuole fare qualcosa per aiutare. «Qualcosa che, senza la passione delle nostre persone, non avremmo mai potuto fare.»

Si chiama, ci si arrabbia, si corregge, si lavora. In tanti cercano di dire un «grazie» a chi si sta spendendo così tanto con il proprio lavoro, per esempio Carlo Cracco, che si offre di occuparsi della mensa per gli operai, e che all'ora di pranzo si presenta in persona a spadellare e *minestrare*, per tutte le persone a lavoro.

Dieci giorni dopo l'inizio, il 30 marzo, viene completata la prima area da cinquantatré letti di terapia intensiva, nel padiglione 2 a quota 15 metri.

Parte così, in modo totalmente volontario, il collaudo della struttura e delle apparecchiature, seguite da quattro professionisti dell'Ordine degli Ingegneri di Milano, per il controllo sia della parte civile che dell'impiantistica, apparecchi medicali compresi. Trattandosi di strutture esistenti, la complessità era nel dover gestire e fare il lavoro sul momento, pezzo per pezzo; sia i controlli da un punto di vista elettrico, per garantire il funzionamento «normale», che di back up in caso di black out, sia i test delle attrezzature che arrivavano da ogni parte del mondo, spesso donate, che però non avendo una marcatura CEE, né delle istruzioni in lingue comprensibili, andavano ben controllati, per capire se effettivamente fossero funzionali o meno.

Il primo paziente viene ricoverato il 6 aprile 2020 e l'ultimo viene dimesso il 3 giugno 2020, con un picco di dodici letti occupati, e diciassette pazienti in totale. I decessi sono stati due.

Sono stati impiegati diciassette medici, provenienti prevalentemente dal Policlinico (due dalla Protezione Civile e due specializzandi), mentre la maggioranza degli infermieri è stata reclutata tramite la Protezione Civile. I pazienti sono stati selezionati a seguito di contatti con circa quindici ospedali e terapie intensive lombarde (soprattutto nella zona di Milano e Bergamo) in base alle caratteristiche cliniche, escludendo quelli più gravi e intrasportabili, come quelli in via di guarigione.

Per la fase due, e quindi per gli altri 104 letti, viene seguita la direzione del Policlinico che consiglia, per efficienza e operatività del personale, di realizzare i moduli a quattordici o sedici letti. Si lavora quindi su sette moduli di degenza, per un totale di 104 letti (quattro con quattordici letti, e tre con sedici). Parallelamente si costruiscono sette blocchi di servizi, adiacenti ai moduli di degenza, speculari a quanto fatto nella fase uno, compreso laboratorio di analisi, sterilizzazione e diagnostica (TAC, raggi X), spogliatoi e guardaroba.

Questo secondo modulo viene così terminato il 12 aprile, collaudato e consegnato il 18 aprile, pronto a ricevere il primo paziente il 21 aprile.

2.5 Per fare un letto

L'Ospedale in Fiera – o meglio il Padiglione del Policlinico in Fiera – non è stato però solo la somma di alcuni letti di terapia intensiva – che era la richiesta che arrivava, giustamente, dai clinici. Quella era palese, immediata, visibile.

L'Ospedale in Fiera, come ogni altro ospedale, è stato molto di più; tutto quello che non si vede.

Quando serve un letto in terapia intensiva, infatti, perché quel letto diventi un posto di cura deve disporre di tutta una serie di apparecchi di misurazione (monitoraggio) e di cura, come i materassi antidecubito, le pompe infusionali, i ventilatori artificiali, gli aspiratori ecc. Tutte attrezzature difficili da reperire quando scoppia una pandemia. Ma, componenti ancora più decisive delle attrezzature, sono infermieri, personale ausiliario e rianimatori, anestesisti che sappiano come tarare bene l'anestesia per il paziente che hanno davanti. E questo non significa solo addormentare, ma regolare continuamente la terapia, la respirazione. I dodici respiri che dicevamo.

Magari, però, questo anestesista a casa ha due genitori ultra ottantenni, e quindi, per non infettarli, deve essere predisposta per lui la possibilità di stare in un albergo. E certamente non può lavorare senza un infermiere che controlli l'aderenza alla terapia h24. E l'infermiere non può stare senza il farmacista, che i farmaci li ordina e controlla che arrivino nei tempi corretti.

Se non ci sono i farmaci giusti al momento giusto, infatti, non importa quanto sia bravo l'anestesista, o l'infermiere, o il medico: il paziente, come comunità, siamo destinati a perderlo.

Quando è arrivato, il Policlinico si è preso in carico molto di più che un letto. Molto di più dell'aspetto clinico, della gestione dei pazienti, anche se dirlo può sembrare paradossale. Ci sono state le attrezzature da trovare, da controllare e garantire. C'è stato il collaudo da gestire, i software da implementare, i farmaci, i dispositivi medici, i servizi. I contratti da sistemare, la pulizia da prevedere, la fornitura della diagnostica, del laboratorio. Ci sono state le risorse da gestire. Diciotto ospedali, pubblici e privati, da coordinare e da far andare d'accordo. Oltre al Policlinico, nominando solo i capofila, Niguarda di Milano, San Gerardo di Monza, Ospedale Circolo Varese, Ospedale di Legnano, Policlinico San Donato, Istituto Humanitas.

C'è stata la tensione per avere sempre un piano B, per non doversi mai trovare a dire «urca, non ci avevo pensato».

Si dice che ti accorgi di aver fatto bene qualcosa quando nessuno si accorge che l'hai fatta, e in Fiera è andata proprio così.

2.6 Non ce la facciamo, ma ce la faremo

Enrico Pazzali ricorda:

«Una volta Bertolaso mi ha detto: tranquillo perché sicuramente su quello che farai, in diversi avranno qualcosa da ridire. Ma quello che stai iniziando oggi è destinato a cambiare tutto, quindi fregatene e vai avanti.»

Nei mesi di lavoro matto e disperato, il Presidente ha cercato spesso di aggrapparsi a questo consiglio, ma quante notti, ci racconta, non ha dormito. Non era per le polemiche sterili. Quelle gli sono sempre importate poco.

Erano piuttosto le affermazioni di chi, con cognizione di causa, diceva che non si poteva nemmeno pensare una terapia intensiva fuori dall'ospedale. Era il tempo, che scappava dalle mani.

Mi ricordo come fosse adesso le parole di un ragazzo nordafricano che lavorava in cantiere, al quale mi ero avvicinato per chiedere come andasse. Si era fermato un attimo. Prendeva fiato, e piangeva insieme. Si vedeva che era stremato.
«Presidente, non ce la facciamo più.»
E io che generalmente vado sempre come una schiacciasassi, io che amo trovare problemi e rimetterli a posto, non ce l'ho fatta a dire qualcosa. Non ce l'ho fatta perché vedevo con i miei occhi lo sforzo di tutti. Progettisti e maestranze, uomini e donne che lavoravano venti ore al giorno con l'ansia del contagio, e delle telefonate dei parenti ricoverati. Persone a cui si chiudevano gli occhi per il sonno arretrato, mentre magari si fermavano un attimo per un caffè. Mi sono messo a sedere con lui. E lì è successa una cosa incredibile. Si è alzato e mi ha detto:
«Non ce la facciamo, ma ce la faremo.»
Quello è stato un momento magico. Presente?
Un momento dove hanno convissuto un'incredibile voglia di fare e un grande dolore, dove ho avuto, insieme, paura e coraggio, dove mi sono sentito solo come non mai, e contemporaneamente vicino, all'unisono con lui, con sconosciuti, tutti con lo stesso obiettivo.
Un momento magico in cui non c'è stata dicotomia tra politica, giustizia, sanità. Eravamo tutti insieme. Nessuno si è messo in malattia. Nessuno ha deciso di fare solo quello che il suo ruolo gli avrebbe detto. Nessuno si è tirato indietro.
Questo ricordo non prepara il campo a dire che abbiamo fatto tutto bene. Di certo qualcosa si poteva fare meglio. Ma abbiamo

scelto di non parlare al condizionale – si potrebbe, si dovrebbe, sarebbe meglio – ma al presente. Di non giudicare, ma di fare qualcosa.

I libri di storia li avevamo letti, qualcuno anche scritto, ma quando ti trovi davanti a un pezzo di storia che si fa, e tu ne sei in mezzo, viene quasi un po' di capogiro. E poi è una sensazione bellissima, l'aver preso parte a qualcosa di grande, per la tua comunità, per il genere umano. Per dimostrare a noi stessi che siamo migliori di come a volte ci lasciamo essere.

Ecco. In questa storia non c'è un protagonista. In poche settimane abbiamo dato vita a una struttura che ha ricoverato 538 persone, e questo non perché qualcuno si è preso sulle spalle tutti i problemi che c'erano, e li ha risolti, come Ercole.

C'è chi si lancia, per natura. C'è chi è scettico, i pessimisti e gli ottimisti. Chi si infiamma all'istante e chi è stato un diesel, prendendo coraggio piano piano. Non è una classifica. Questa storia aveva bisogno di tutti, anche di coloro che non avrebbero voluto aver niente a che fare con tutto questo, e ci si sono trovati immersi fino al collo, provando a fare il meglio che potevano. Senza il tassello che ognuno ha portato, non saremmo arrivati qui. Senza le mani di tutti, di quegli operai della bergamasca che lavoravano senza fermarsi, e magari si buttavano tre, quattro ore a dormire nel loro furgone, non ci sarebbe stata speranza, ha detto qualcuno…

Avremmo voluto salvare più vite? Certo, ma le vite delle persone che abbiamo salvato ci chiamano, e ci ricordano a ogni istante che qualcosa di buono lo abbiamo fatto eccome. Che loro ci sono. E uno di questi potresti essere tu.

Capitolo Tre

Se si potesse non morire
Modà, 2013

3.1 Sei per uno

Sei per uno significa che per avere una persona sempre presente in un reparto di terapia intensiva ci vogliono almeno sei professionisti attivati, per i turni, le notti e per le esigenze e i cambi dell'ultimo minuto. E, in un reparto di terapia intensiva, di certo non basta una persona presente.

I apertura: aprile 2020 - giugno 2020
II apertura: ottobre 2020 - giugno 2021
III apertura: gennaio - febbraio 2022

- 22 giorni di degenza media (70 pazienti hanno avuto una degenza superiore a un mese)
- 157 posti letto
- 530+ pazienti gravi, intubati e ventilati artificialmente
- 80 pazienti contemporaneamente
- 64 anni età media
- 31 casi inferiori ai 50 anni

- 500+ professionisti sanitari
- 90 medici
- 200 infermieri
- decine di figure professionali indispensabili al funzionamento di una struttura così complessa (farmacisti, radiologi, fisioterapisti, tecnici sanitari e di laboratorio, personale tecnico, amministrativo e informatico, operatori sociosanitari).

- 18 ospedali pubblici e privati

- 7 capofila – Policlinico di Milano, Niguarda di Milano, San Gerardo di Monza, Ospedale Circolo Varese, Ospedale di Legnano, Policlinico San Donato, Istituto Humanitas
- 11 di supporto
- Modulo T (Policlinico): Asst Lodi e Gaetano Pini
- Insieme al Niguarda: no afferenti
- Modulo San Gerardo: Ospedali di Vimercate e Desio, Fondazione Maugeri di Pavia, Policlinico San Matteo di Pavia, Istituto Clinico Città Studi e Villa Igea
- Modulo Varese: Asst Sette Laghi
- Modulo Legnano: Asst Valle Olona
- Ospedale di San Donato: Clinica Sant'Ambrogio e Clinica Villa Aprica
- Humanitas: appoggiato da Humanitas Gavazzeni, parte del gruppo Humanitas

3.2 La prima notte

È il 6 aprile e il Prof. Nino Stocchetti, fino a poco tempo prima direttore della neurorianimazione al Policlinico di Milano, è davanti alla porta – quella dove arrivano le ambulanze – del Padiglione del Policlinico in Fiera. Dovrebbe essere questione di minuti: il primo paziente dovrebbe essere in arrivo, e il Prof. cerca di ricordarsi come sia iniziato tutto questo.

Non sono nemmeno passati due mesi da quando, di

ritorno da un convegno a Cesena, si era trovato a passare con il treno da Codogno ed era rimasto colpito; un paese chiuso, completamente deserto, una stazione chiusa, una cosa mai vista.

E poi, che cosa si era scatenato là fuori? La terapia intensiva aperta nel suo reparto, e, là dentro, quel «nuovo» Padiglione nato così velocemente. Ma perché hanno chiamato proprio lui?

Forse perché di terapia intensiva al Policlinico, Nino Stocchetti, classe 1954, si occupa da sempre. Forse perché di lui è facile fidarsi, con la pacatezza dell'esperienza, la calma delle argomentazioni, e la gentilezza dei modi.

Forse anche perché è un pragmatico, uno a cui piace capire come fare le cose, e farle, punto e basta.

Aspetta il primo paziente, il Prof. Stocchetti, il primo *ospite* dell'Ospedale in Fiera, come lo chiamerebbe Enrico Pazzali. È il 6 di aprile e non sa di preciso a che ora arriverà. Non sa che cosa succederà mesi e mesi dopo, per quanto tempo l'Ospedale avrà bisogno di lui e di tutta la sua squadra. Non si immagina lontanamente che prima di chiuderlo ci vorrà ancora del tempo. Ma sa di sicuro che lui è lì, pronto a fare il suo dovere.

3.3 Ventiquattro ore in Fiera (e un excel di novecento righe)

Con la prima *tranche*, la prima apertura del Padiglione del Policlinico in Fiera aprono i primi 53 posti di terapia intensiva nel padiglione 2 a quota 15 metri. Altri 104 sono in fase di costruzione, a quota 0.

La verità è che, qui dentro, i lavori fervono continuamente, e non solo quelli relativi alla struttura.

Medici e coordinatori del Policlinico fanno avanti e indietro, fanno liste su excel per capire quello di cui ci potrebbe essere bisogno (la prima redatta aveva circa 900 righe), pianificano spazi, organizzano il lavoro, cancellano e ripartono, recuperando l'occorrente per iniziare a essere operativi dall'arrivo del primo paziente.

I letti ci sono, i respiratori anche, i «biscioni» – come vengono chiamati affettuosamente gli enormi tubi che permettono di poter dividere l'Ospedale in zona rossa e zona verde – tessono una trama che, vista dall'alto, sembra una rete d'argento.

Medici, infermieri e operatori sanitari stanno arrivando, la stragrande maggioranza dal Policlinico, più alcuni dalle altre aziende sanitarie che si ritroveranno a collaborare insieme, soprattutto nella seconda ondata.

Non c'è ancora un gruppo, non c'è un percorso già battuto da seguire. È un po' tutto nuovo, come quando si toglie la plastica ai materassi. E qui, la plastica, c'è da toglierla anche alle relazioni.

«Buongiorno, 'giorno, ciao.»

Tutti si guardano intorno, ognuno con la propria divisa. Accomuna tutti il fatto di essere lì per fare il proprio dovere, per curare delle persone che ne hanno bisogno, il fatto di lavorare per il Policlinico – anche se non tutti. Infatti, non tutti si conoscono tra di loro, in pochi hanno lavorato insieme, in pochissimi hanno già condiviso un metodo. Dottori e infermieri, arrivati tutti su base volontaria, si studiano a vicenda.

Per cercare di aiutare tutti a familiarizzare un po' più velocemente, si parte da un badge al collo. Forse non originalissimo, ma senz'altro il modo più veloce, che si può fare in casa, per dare le informazioni di base su chi si ha davanti, o quanto meno per chiamarsi – nome, cognome, lavoro, provenienza.

E poi una buona organizzazione, un piano di lavoro.

Buongiorno a tutti, e benvenuti al Padiglione di Policlinico in Fiera – Ospedale in Fiera per gli amici. Qui la giornata inizia alle 7, con la riunione scientifica giornaliera, una novità assoluta per tanti dei presenti.

Qualcuno chiede se si possa fare alle 7,30, per la prima riunione. Concesso.

Ma in che consiste questa riunione?

Consiste in una sorta di lezione tenuta, a turno, da uno degli esperti che lavorano proprio lì, nel Padiglione del Policlinico in Fiera – bellissimo meravigliarsi ogni giorno che gli «esperti» di turno siano i tuoi vicini di modulo. Per una mezz'ora, quindi, si parla di un determinato argomento, in modo da far circolare le conoscenze, gli aggiornamenti, in modo da fare formazione. Quando gli argomenti esulano dalle strette competenze dei medici si chiede aiuto a specialisti di altri ospedali o istituti, come l'Istituto Farmacologico Mario Negri.

Apre la stagione il dottor Nicola Bottino, anestesista esperto di fisiopatologia respiratoria al Policlinico di Milano, ventuno anni di esperienza in insufficienze respiratorie, e responsabile del modulo del Policlinico in

Fiera. Dopo il suo ci saranno ancora sessantatré interventi tecnico-scientifici, prima a cadenza giornaliera, trasformata poi in bisettimanale.

Conoscere il più possibile questa malattia di cui si sa ancora così poco, e di cui sembra impossibile fare casistiche, è fondamentale; per questo anche nella chat WhatsApp dei medici «Legione StraFiera», (copyright del Dottor Fabio Zannoni, uno dei giovani specializzandi che si sono aggregati alla squadra dei medici nel Padiglione del Policlinico in Fiera) si fa aggiornamento: appena esce un articolo interessante su una rivista scientifica esso viene inviato a tutti (totale articoli, interviste, studi condivisi, più di 100), per studiare, fare formazione e informazione.

Dopo i trenta minuti di riunione scientifica, è il momento di quella clinica, dove i colleghi che hanno appena completato il turno di notte relazionano a quelli del turno di giorno come sia andata, quali problemi abbiano chiuso, e quali siano ancora aperti.

Alle 9 – dopo la colazione che ogni giorno, a proposito di cura, è portata dalla generosità di chi supporta anche nelle piccole cose – ci si ritrova tutti in sala controllo per l'ultima riunione della mattinata, quella organizzativa, dove si dà un'occhiata a come stiano andando i pazienti di tutti i moduli. Aggiornamenti, miglioramenti, peggioramenti, terapia, risposta alla terapia. Un momento di studio, di confronto, di ricerca, dove i problemi di un modulo diventano i problemi di tutti, per risolverli più efficacemente.

A quel punto inizia il lavoro specifico, l'ordinaria amministrazione e la cura dei pazienti, fino alle 13,30, quando poi, ogni modulo fa il proprio giro virtuale, letto per letto, problema per problema, per capire quale possa essere la migliore organizzazione del pomeriggio.

Il tempo vola fino alle 19/19,30 con il passaggio di consegne con i colleghi del turno notte. E poi la notte, spesso – non sempre – più calma. Dura, come tutte le notti.

Tra questi appuntamenti fissi, succede tutto quello che succede normalmente, o meno normalmente, all'interno di un ospedale.

C'è il lavoro dei medici, fatto di momenti insieme, intorno a un letto, a interrogarsi sui parametri, e intorno a un tavolo, a guardare e riguardare le analisi, gli esami, TAC, Rx, ad approfondire, trasformare quei parametri, quei dati, in informazioni e poi in decisioni, decisioni che poi, una volta prese, vanno adattate, minuto per minuto, alle reazioni del paziente.

Il provare a capirsi, a mettersi nei panni dell'altro, qui ancora più difficile che in un reparto normale, vista la tenuta da dover indossare. Se è vero che il cervello umano può gestire fino a sette informazioni contemporaneamente, in terapia intensiva le informazioni, i parametri, i numeri di un malato da gestire sono più di 100.

C'è poi il lavoro degli infermieri, il loro muoversi leggero e veloce (per i coordinatori parliamo almeno di 15/16 chilometri ogni giorno) tra malati appena arrivati, sedati, intubati, dipendenti in tutto e per tutto, e malati più «attivi», da provare, pian piano, a riportare al mondo, e a una propria autosufficienza respiratoria. Malati da curare, «pronare», ovvero girare, mettere proni, con tutta la delicatezza necessaria. Sì, perché mettere una persona a pancia in giù non è un'operazione che si fa in due minuti, come si farebbe con un bambino che deve imparare a gattonare. Anche qui si tratta di imparare, sì, ma a respirare di nuovo. A volte, per alcuni casi particolarmente «grandi» e corposi, questa è un'operazione per cui ci possono volere anche cinque persone; bisogna stare attenti quale parte gonfiare e sgonfiare dei materassi, in modo che non si formino piaghe. Bisogna stare attenti che gli occhi siano ben chiusi, per non danneggiare la cornea. Che gli zigomi e il naso siano appoggiati bene, altrimenti potrebbero rompersi. Bisogna stare attenti che per sbaglio qualche paziente non si stubi.

C'è poi il lavoro di tutti gli operatori sanitari che servono nei dintorni di un letto di terapia intensiva: degli operatori sanitari, dei fisioterapisti, gli specialisti della diagnostica, i tecnici di laboratorio, dell'amministrazione, di tante competenze mescolate insieme.

C'è bisogno dell'esperienza e della freschezza, del sangue freddo e della passione. Dell'agitazione e della calma. Di elasticità e di fermezza. C'è bisogno di caratteristiche uniche, mescolate sapientemente nei turni, in modo che, per ogni squadra, in ogni modulo, ci sia sempre un mix di competenze diverse, persone diverse, background diversi, storie diverse. Caratteri diversi.

E, piano piano, questo lavoro, dopo un po' di assestamento, inizia a trovare i suoi ingranaggi, i suoi meccanismi di funzionamento. Tutti imparano a scambiarsi, a completarsi, ad aiutarsi. In una settimana questo gruppo che prima non esisteva, si fa. Dopo un po' di timidezza, e di impaccio iniziale, ognuno, senza «ganassitudine» (ovvero il sentirsi dei *ganassa,* più grandi, più bravi degli altri), come qualcuno l'ha chiamata, scopre il modo in cui lavorano gli altri, e porta il proprio. Porta la propria cultura, quello che aveva imparato sul campo, quello che pensava potesse essere utile, porta quello che è, e ognuno lo mette a sistema per tutti, per l'Ospedale in Fiera. E poi un altro, e poi un altro ancora.

E poi loro, i malati, malati che, per la maggior parte, non respirano da soli, così difficili e fragili, totalmente dipendenti da cure terze, malati per i quali bisogna stare attenti a tutto.

Forse cinquecentrotrentotto a qualcuno può sembrare un numero «normale», ma di normale, questo numero, non ha proprio niente; per il numero delle cure, il numero di presidi necessari, il numero di farmaci, attrezzatura, assistenza costante. Ne parleremo meglio nel prossimo capitolo.

3.4 Dietro le ventiquattro ore

Il Padiglione in Fiera si è aggiunto ai trentatré del Policlinico come fosse un distaccamento, ma era chiaro che davanti si aveva una realtà un po' particolare.

Per permettere di dare a tutti un terreno comune su cui lavorare, uno standard su cui muoversi, e delle pratiche condivise, tanto del lavoro iniziale è stato di organizzazione, ragionando e aggiornando tutte le procedure del Policlinico (più di settanta), in modo che comprendessero anche le specificità della Fiera, dal lavarsi le mani a come spogliarsi, fino al commiato – primo e unico documento a dare indicazioni su questo tema, ripreso anche da tante altre realtà ospedaliere.

In un ospedale la parte clinica fa da padrona, ma sottostante a questa funzione c'è un mondo nascosto, che ha il compito di sostenere silenziosamente questa parte. La ricerca, l'organizzazione, la logistica, le risorse umane, gli ordini da fare e da chiedere, gli spazi da organizzare, i fornitori terzi da coordinare, la farmacia ospedaliera da tener pronta, la sicurezza...

Conviene provare a raccontarlo con ordine, e con una premessa.

Non vorremmo che questo risultasse un elenco capace di stendere anche i lettori più determinati, ma piuttosto un tentativo di far capire, dietro a un posto letto di terapia intensiva, quale macchina organizzativa si debba muovere all'interno di un ospedale. Un posto letto. Figuriamoci per più di 200. Figuriamoci per più di 500 pazienti.

Il primo aspetto da tenere in considerazione è la sicurezza, ovvero cosa si debba fare, che passaggi si debbano attivare, per far sì che la struttura, prima di tutto da un punto di vista impiantistico, sia sicura. Guardiania da organizzare, forniture di gas medicinali, procedure antincendio, gestione di contratti per l'impiantistica dell'immobile, estendendo quelli in essere o facendone di nuovi. Attenzione e «sorveglianza attiva», per far sì che nessuno, per quanto possibile, rischi di contagiarsi al lavoro, con procedure e controlli stringenti.

Lo sforzo qui è stato pensare non solo a quello di cui c'era sicuramente bisogno, ma anche a quello che *sarebbe potuto* succedere, e quello di cui ci sarebbe potuto essere bisogno, per esempio, in caso di incendio. Anche se può sembrare anacronistico, anche se può sembrare un problema del secolo scorso, l'incendio è un rischio reale, e per fare bene questo lavoro non serve «pensare» che potrebbe succedere, ma sapere in ogni singolo secondo, se succedesse, che cosa si dovrebbe fare. Provate solo a immaginare, infatti, un incendio in una terapia intensiva: i pazienti non possono evacuare, né è possibile staccarli dai respiratori. L'unica opzione è che l'incendio sia spento subito, punto.

Per questo, dato che non ci sarebbe mai stato il tempo di far vestire qualcuno per farlo intervenire, la scelta più prudente è stata avere costantemente presenti all'interno della zona rossa due persone pronte, con tutti i dispositivi di protezione individuale addosso.

Dopo la sicurezza, viene il turno della parte informatica, ovvero l'attivazione, in pochi giorni, di linee dedicate per gli applicativi del Policlinico (applicativi su cui poi è stato necessario fare formazione a chi non aveva esperienza), creando quello che si chiama «un tunnel» che permettesse che i dati sensibili dei pazienti fossero totalmente protetti.

C'era poi da organizzare la farmacia, creando in Fiera un polo distaccato, un magazzino per lo stoccaggio del necessario – dispositivi medici, dispositivi di protezione individuale, farmaci che potessero servire – con due farmacisti dedicati a coordinare arrivi e disponibilità reali. Le forniture, infatti, andavano gestite con cautela, dato il consumo fortissimo di alcuni medicinali, e la loro indisponibilità sul mercato. Per capire di che numeri si stia parlando, e quante «cose» potessero servire intorno a un letto di terapia intensiva, basti pensare che un carrello per un letto conta almeno qualche dozzina di dispositivi che devono essere riforniti costantemente.

Anche nei momenti in cui la struttura non era in attività ma in stand-by, il magazzino è sempre stato lasciato là, con un livello minimo di giacenza (per 12/24 letti), in modo che, se si fosse dovuto riaprire in tempi strettissimi (come è successo) la base per iniziare a lavorare ci fosse.

Un altro punto centrale è stata la gestione e la manutenzione di tutte le attrezzature, il lavoro, quindi, dell'ingegneria clinica. La terapia intensiva, infatti, è un reparto molto tecnico, dove – essendo, nella maggioranza dei casi, i pazienti un tutt'uno con un respiratore – le attrezzature devono essere prima di tutto disponibili (punto tutt'altro che scontato) e poi costantemente controllate.

Per questo, i respiratori sono stati recuperati ovunque fossero disponibili, e di buona fattura: alcuni da Regione, altri dal team del Commissario straordinario, alcuni prestati da aziende ospedaliere del territorio, altri donati. Tutti collaudati.

E non solo i respiratori; c'erano le attrezzature per l'attività radiologica – sia i telecomandati tradizionali (per intendersi quelli che stanno vicino al posto letto), che quelli più innovativi –, le macchine per le TAC.

E poi il laboratorio, sia per gli esami «standard» come sangue e urine, che venivano fatti in loco con una macchina ad hoc, sia quelli più complessi per cui era stato attivato un collegamento tra Padiglione in Fiera e laboratorio del Policlinico.

Parlando di collegamenti, c'era da organizzare la gestione dei trasporti: per questo ferme davanti al Padiglione in Fiera, se fosse stato necessario un intervento chirurgico urgente, o per qualsiasi altra emergenza, c'erano un'ambulanza e una Panda, pronte a partire dalla Fiera al Policlinico.

Uno dei temi più onerosi da un punto di vista di tempo, poi, è stato l'organizzazione, la ricerca, la selezione e la formazione delle risorse umane.

Durante la prima apertura, da aprile a giugno 2020, in supporto ai medici e agli infermieri che arrivavano dal Policlinico, si era provato ad affiancare altri professionisti, anche con un bando della Protezione Civile, nel peggior momento storico dell'ultimo decennio in cui trovare dei collaboratori in questo ambito.

Tra chi era già occupato a lavorare nella sua realtà, chi non era disponibile, chi si era ammalato, c'era stata una difficoltà reale di trovare personale che avesse esperienza di terapia intensiva.

Per fare un po' di ordine conviene ragionare per aperture.

Per la prima e per la terza apertura del Padiglione del Policlinico in Fiera, il personale era stato reclutato prevalentemente dal Policlinico, al netto di poche unità arrivate dal Bando della Protezione Civile.

Nella seconda invece, lunga e intensa, si era chiesto aiuto anche ad altri ospedali del territorio, sia pubblici che privati, diciotto strutture per la precisione. Tra queste, le capofila a cui era stata assegnata la gestione di un modulo erano otto, e sarebbero state direttamente responsabili della scelta del personale medico e infermieristico.

Trovare tutto il resto delle risorse umane (operatori sanitari, tecnici di laboratorio, professionisti della riabilitazione, tecnici radiologi, amministrativi, farmacisti, specialisti non anestesisti, rianimatori) sarebbe stata competenza del Policlinico. Basta immaginare, in un momento del genere, dove tutti erano sotto pressione, che sforzo possa essere stato capire come e dove recuperare tutte queste risorse.

Gli operatori sanitari, per esempio, non si riuscivano a trovare, neanche con l'aiuto dei bandi della Protezione Civile. Perché trovare un operatore sanitario, e un operatore sanitario che sapesse che cosa poteva significare terapia intensiva, non era così immediato.

Tante altre sono le aree di attività ospedaliera definite *no core*, di cui quasi non ci si accorge, ma che appena mancano si avvertono: la sanificazione costante dei locali, la fornitura di divise e calzature, l'aderenza all'ISO 9000 e il rispetto delle norme per la qualità. La comunicazione interna ed esterna, gli avvisi da dare, il controllo dei costi, le pratiche amministrative, l'organizzazione della procedura standard, il servizio accoglienza – che Regione aveva dato la possibilità di attivare in strutture alberghiere a chi preferiva non tornare a casa. Il coordinamento (quasi quotidiano) con Regione Lombardia. I rapporti con ATS (Assistenza Territoriale Sanitaria), soprattutto per l'autorizzazione al funzionamento (e quindi all'apertura) del Padiglione del Policlinico in Fiera, ottenuta in 24 ore.

Adesso questa sembra una lunga lista, ma per ognuno di questi punti ci sono state persone che hanno lavorato, che hanno cercato di capire come semplificare i problemi, persone che hanno provato il possibile per andare più veloci, per essere più efficienti, per fare bene la propria parte.

Su ognuno di questi temi, il Padiglione del Policlinico in Fiera non ha avuto sconti.

Soprattutto nei primi mesi le critiche che si sentivano, partivano spesso da una supposizione: se lo state facendo così in fretta, è ovvio che avete saltato qualche passaggio.

La verità è che è stato possibile fare un ospedale così in fretta perché centinaia di persone non si sono risparmiate un attimo, e hanno dato ogni singola energia possibile. Perché nessuno ha detto «aspetta, lo faccio domani», «non devi sentire me, ma quelli dell'ufficio accanto», perché tutti hanno corso, perché la burocrazia ha fatto un passo indietro, perché anche tra i fornitori nessuno si è risparmiato. Perché tutti si sono fatti carico di risolvere i problemi, per un bene più grande di ognuno.

3.5 Cosa ci sarebbe piaciuto dire

Sull'Ospedale in Fiera sono state sollevate tante domande, domande che spesso nascondevano critiche, e di cui molto spesso non si ascoltava nemmeno la risposta. Per questo, queste risposte, abbiamo provato a scriverle.

Avete fatto un reparto di terapia intensiva proprio quando la situazione in Italia stava iniziando a migliorare.
L'Ospedale in Fiera ha aperto il 6 aprile, ed è vero che dal 5 aprile si registra un rallentare della tensione sui numeri delle terapie intensive, che iniziano, piano piano, a stabilizzarsi.

In primo luogo, il Governo in carica all'epoca, la Commissione Europea, autorevoli esponenti del mondo scientifico-accademico internazionale, i media invocavano «Piani di terapia intensive», numeri di posti letto da aggiungere alle strutture ospedaliere ordinarie. Bisogna però ricordare che quando è stata presa la decisione di andare avanti con la creazione dell'ospedale (intorno al 23 marzo) la situazione era molto diversa. Si iniziavano a mandare le persone in strutture fuori Regione (dai dati AREU, ovvero del 118, ci sarebbero stati 180 trasferimenti), e fuori Italia (ventisei casi in Germania).

Prendendo l'esempio della Lombardia, c'erano 1600 pazienti Covid che avrebbero avuto bisogno di essere ricoverati in terapia intensiva, ma il totale dei posti letto disponibili era 800. Questa era una situazione più che tragica per giustificare la decisione di andare avanti.

È vero: l'Ospedale in Fiera non è servito in tutta la

sua forza tra aprile e giugno 2020. Ma poi è arrivato ottobre 2020, e tutti gli otto mesi successivi, fino ad arrivare a giugno 2021. E poi c'è stata l'ultima ondata, tra gennaio e febbraio 2022. E dopo circa 538 persone curate non so se ci sentiremmo così spavaldi nel dire che il Padiglione del Policlinico in Fiera non sia servito a sufficienza.

I letti sono stati aumentati, ma non il personale sanitario. Quindi? Non sembra questo un po' il gioco delle tre carte?
Prima di tutto dire che il personale sanitario non è stato aumentato in toto, non è corretto. Regione Lombardia ad aprile, maggio e giugno del 2020 promulgò due bandi rivolti a specializzandi, liberi professionisti e pensionati da meno di due anni – una specie di chiamata alle armi – per cercare di recuperare più aiuto possibile negli ospedali. Non potendo comunque moltiplicare gli operatori sanitari, la scelta fatta è stata quella di centralizzare i pazienti, di creare un polo specializzato dove gli operatori sanitari potessero mettere insieme le competenze, migliorare le capacità cliniche, creando una squadra molto più forte.

Raccogliendo dati sul funzionamento dell'ospedale con posti letto Covid, era evidente che quelli che avevano fatto più fatica, che avevano registrato il tasso di mortalità più alta, erano stati i poli più piccoli. Per questo centralizzare i malati in un unico luogo poteva essere un'idea conveniente per tutti, perché si sarebbero riuscite a mettere a sistema conoscenze ed esperienza.

L'Ospedale in Fiera non è servito «solo» a curare delle persone. Ha permesso che si creasse un polo specialistico che si è interrogato, ha studiato, ha provato a cercare soluzioni per qualcosa che non si conosceva prima. Un polo dove le conoscenze giravano, dove si facevano circolare le informazioni. Un polo da cui queste conoscenze, poi, sono tornate a servire la struttura «di partenza», diffondendosi sul territorio.

Di più: oltre a far scuola, formazione e informazione, l'intento è stato quello di sgravare gli ospedali del territorio di malati, di un percorso che li appesantiva, e che, nella gestione quotidiana, si sentiva eccome.

3.6 Immagina

Immagina cosa significhi avere addosso non un camice, ma uno scafandro monouso, da rimettere e togliere ogni volta con un'operazione di almeno sette minuti. Copriscarpe, camice, retina per i capelli, cappuccio, strappi, cose che una volta messe, ti potrai togliere solo per buttarle via, e comunque con un'operazione non inferiore ai ventiquattro minuti. Immagina di non avere più i tuoi movimenti, quelli con cui sei abituato a camminare, a parlare con gli altri, a lavorare. Il caldo addosso, senza potersi spogliare. Il naso che ti pizzica senza poterlo grattare, gli occhiali che ti cascano senza riuscire a rimetterli al posto giusto. «Dammi dello scotch, che li tengo su così!» La fatica.

Immagina, nelle orecchie, un rumore sordo, alto, e costante tutto il santo giorno. È la pressione negativa baby, ti ci abituerai, perché è quello che permette che nessuno, forse, si ammali. Quello che qui nell'Ospedale in Fiera ha funzionato così bene, visto che all'interno nessuno si è contagiato. Immagina avere davanti un collega che ti parla, e che tu non riesci a capire. Urlare, per farsi sentire. Imparare a farsi capire con uno sguardo.

Immagina, negli occhi, una luce fissa, non naturale, che non si spegne mai, ti insegue e rimane, anche se hai sonno. Immagina cosa voglia dire provare a dormire sotto i tavoli, con un materasso buttato in terra, un materasso preso dai letti di terapia intensiva che non si usano, per avere un pochino di ombra.

Immagina stare a contatto, ogni giorno, con persone che lottano tra la vita e la morte. Avere loro davanti, solo loro. Loro che non ti possono guardare, o fare nessun cenno, loro che o vincono o perdono, e nel frattempo, aspettano. Loro che si risvegliano, e non capiscono, sono agitati, cercano di parlare, e non possono.

Immagina cosa significhi, poi, staccare ogni giorno dal reparto alle 17, e fare per almeno due ore il giro di chiamate ai parenti, per raccontare che cosa stia succedendo. Partecipare alla loro felicità se stanno migliorando. Dover essere sinceri di fronte a un peggioramento. Dire che qualcuno non ce l'ha fatta, mi dispiace tanto. Essere un punto di contatto, non solo medico, ma anche umano, attraverso un telefono.

Immagina cosa voglia dire tutto questo durante una pandemia, con la paura di poter contagiare i propri parenti a casa.

I medici lo sanno bene tutto questo. E lo sanno bene

le persone che lavorano al loro fianco. E sono lì, al loro posto, anche l'ultimo giorno dell'Ospedale in Fiera; non se ne parla di uscire fino a che non si saprà che anche il loro ultimo paziente sarà stato trasferito, al sicuro, sano e salvo. Come hanno visto il primo arrivare, come lo hanno aspettato, così aspettano che anche l'ultimo sia trasferito, per sincerarsi che vada tutto bene.

Immagina questa squadra speciale, che da domani rientrerà alla base, ognuno al suo reparto di partenza, portandosi dietro tante conoscenze, e un'esperienza incredibile. Pensa a quante cose hanno portato sulle loro spalle; molto, molto più di una specie di scafandro. L'irruenza di qualcuno, e la calma di altri. Il rumore, e la pace. L'aiuto che si sono dati a vicenda, dai momenti difficili che hanno passato, a quelli divertenti – basta ricordarsi le facce dei presenti quando era arrivata una fornitura di divani e sedie per tutto il personale sanitario, perché potessero sdraiarsi comodi nelle sale break, la loro felicità e, tempo mezz'ora, nemmeno il tempo di sedersi per bene, lo sconforto nel vederli sparire perché non erano a norma per l'ospedale, e quindi non potevano essere tenuti.

C'era un poster nella stanza del Prof. Stocchetti dove troneggiava un grande «grazie» con tutte le firme di chi aveva lavorato insieme a lui.

Grazie a tutti coloro che hanno avuto paura, ma non l'hanno mai confusa con la vigliaccheria. A chi non si è risparmiato.

A chi è rimasto sempre al suo posto, a fare bene il suo mestiere.

Capitolo Quattro

Insieme
Mina, 1970

4.1 I ricordi di tutti

Prospero, Saverio, Daniela, Nicola, Alessandro, Dario, Federica, Giovanni, Maria, Michele. Diciotto ospedali, tanti professionisti, un lavoro a volte difficile, un numero di ricordi imprecisato. Abbiamo chiesto ad alcuni di loro di aiutarci a fermare qualcuno di questi ricordi, a entrare dentro a ciò che vivevano ogni giorno per capire meglio, dentro quelle terapie intensive, che cosa succedesse, tra persone diverse, e realtà ospedaliere diverse.

Abbiamo chiesto, indistintamente, a dottori, operatori sanitari, infermieri, pazienti, e familiari: i ricordi di tutti sono stati i benvenuti.

4.2 Un dottore

Non riesco a isolare dei ricordi. È tutto mescolato: lavoro che abbiamo fatto, pazienti, la squadra. Le corse continue, tanto che a volte sembrava di non riuscire a respirare nemmeno a me.

Nicola

Dodici respiri al minuto sono quelli che si cerca di mantenere come regola per mimare la respirazione naturale, ma non è detto che siano sempre la scelta giusta. Quattordici? Tredici? Quindici? Se i polmoni non riescono a tenere questi dodici respiri, infatti, il paziente rischia di ventilare troppo e male. Rischia che i polmoni si lacerino. Rischia di non respirare comunque.

Questo è parte del lavoro quando si assiste un malato intubato in una terapia intensiva: non tanto scegliere un cocktail di medicine, tenere il paziente sedato, e settare una macchina, ma cercare di dosare la macchina sull'uomo, cercare quell'intersezione, quel bilanciamento, piano piano, tra quanto il paziente riesca a respirare da solo, e quanto no.

A volte si riesce a farlo velocemente, a volte si trova una buona quadra che tiene anche per qualche giorno, a volte invece il paziente inizia a respirare sempre peggio, sempre peggio, sempre peggio. Ci si rende conto che non basta più l'ossigeno a bassi flussi, non basta più ad alti flussi, non basta più il casco della C-PAP. E quando non basta la ventilazione assistita, e l'unica scelta è procedere con una ventilazione più invasiva, intubando il paziente, allora, di quel respiro, prendono il controllo i medici.

Ma questo non cambia il fatto, biologico, fisiologico, che l'essere umano sia fatto per respirare senza una macchina.

Immagina di non poter più controllare l'aria che inspiri al minuto. Immagina che ci sia una macchina che comandi, che prenda l'aria e la spinga nei polmoni al posto tuo.

Questo succede a un paziente intubato, in una terapia intensiva. Questo in nessun modo significa curare questo paziente, ma solo provare a guadagnare tempo, in attesa che il Covid si faccia meno forte, che lasci più spazio di manovra.

La domanda è: quanto ossigeno è possibile dare, quanta pressione è possibile applicare senza ledere il tessuto polmonare, senza fare più male al malato che abbiamo davanti?

Sarebbe facile se a questa domanda ci fosse una risposta semplice, chiara, univoca, i dodici respiri al minuto di cui parlavamo prima. Ma la respirazione, soprattutto quella controllata, non è una scienza immobile. Una volta che il ventilatore è sistemato, il gioco non finisce, ma inizia: inizia perché i pazienti cambiano, peggiorano, hanno alterazioni nell'equilibrio fisiologico, dalla pressione fino al sistema cardiovascolare, o a quello metabolico, o renale. Basta un colpo di tosse perché l'equilibrio salti, perché si presentino secrezioni alle vie respiratorie, perché ci sia bisogno di una fibroscopia.

Si tratta quindi di capire, volta per volta, paziente per paziente, di che cosa possa avere bisogno, e agire nel modo più delicato possibile, per non stressare troppo i tessuti polmonari, «senza pasticciare» con troppe medicine.

Si tratta di (ri)trovare continuamente un equilibrio, e rincorrerlo, cercare di mantenerlo, modificandolo, cambiando strada, tornando a volte sui propri passi.

Si può provare a pronare il paziente (ovvero a metterlo prono), per far salire l'ossigenazione, senza pensare che sia un'operazione facile, così come scriverla. Mettere prono un paziente, infatti, è momento rischioso, per il quale servono almeno cinque persone, dove la situazione può peggiorare precipitosamente, dove si corre il rischio di dover velocemente tornare sui propri passi, per girare di nuovo il paziente.

Girare e stare, un'ora, due ore, ventiquattro, aspettare, valutare, correre: non è possibile nemmeno ipotizzare quante urgenze potrebbe avere un malato di terapia intensiva. Trovare un equilibrio, e appena l'allarme suona di nuovo, essere pronti a intervenire ancora. Qualcuno ricorda una notte dove suonavano tutti i letti, come un allarme continuo.

La fase iniziale è sempre così, dura e non predicibile. Può durare tre/cinque giorni, ma non se ne potrebbe fare una regola.

Poi si aprono due strade: o il paziente migliora, e questo significa iniziare a non spronarlo più – ovvero ruotarlo nel letto, fino a metterlo a pancia sotto –, togliere pian piano i farmaci che lo tengono paralizzato, e provare ad adattarsi a quello che fa, riconoscendo per esempio la sua attività respiratoria, solo aiutandolo a respirare.

Può succedere che, dopo grandi passi in avanti, in un attimo si ritorni al punto di partenza. Può succedere di rimanere nel limbo per qualche giorno. Può succedere che la malattia migliori. Che il malato inizi a riemergere. In quel caso il paziente intraprende un grandissimo lavoro di fisioterapia, che gli permette di riprendere la forza muscolare.

È da lì che si torna indietro con i supporti non invasivi (C-PAP, ossigeno alti flussi e poi bassi flussi), fino a considerare il trasferimento in semi-intensiva.

Può capitare invece che il paziente si cronicizzi, che non peggiori, ma nemmeno migliori, che sia difficile renderlo nuovamente autonomo. In questo caso il compito, giorno per giorno, ora per ora, minuto per minuto, è valutare il da farsi, per questo è fondamentale avere delle squadre «miste» per esperienza, dove ci sia sempre qualcuno che sappia cosa fare, e come farlo.

Come regola generale ci vogliono almeno cinque anni di esperienza per essere un buon intensivista generale; in Fiera, anche se un «veterano» era sempre presente, l'obiettivo era portare i ragazzi delle squadre a essere autonomi in due settimane. Tutti hanno dovuto fare un bel salto: chi in conoscenza, chi in autonomia, chi in fiducia. Chi veniva dalla sala operatoria, chi sapeva e non sapeva intubare.

Ognuno aveva qualcosa; insieme si poteva arrivare a un coro.

E insieme anche a qualcosa che può sembrare più freddo; ma solo a una prima occhiata. Dati. Senza saperli leggere, senza saperli raccogliere, senza essere rigorosi, si fa il lavoro bene solo a metà.

Ma il dato, da solo, non può bastare. Anche il miglior sistema di monitoraggio, da solo, non permette di avere una visione d'insieme, perché quello che determina, che caratterizza, che descrive un paziente non è il dato, ma la storia. La storia unica di ogni persona, di quel signore lì, del suo vissuto, della sua situazione, della sua famiglia, dell'effetto della malattia su di lui.

Ed è tenendo in considerazione questa storia, oltre al dato, che si prendono decisioni. Che si segue una linea guida, discostandosi poi, caso per caso.

E poi il risveglio. Un momento, allo stesso tempo, magico e difficile.

Il risveglio non è un momento di liberazione, ma uno

dei momenti più complessi da trattare. Pochi sono i pazienti che si risvegliano «precisi»; molto più spesso succede che i pazienti vadano in confusione, che siano molto agitati.

Immagina come potrebbe essere correre in ospedale, veder arrivare un'ambulanza, con la sensazione di non riuscire più a respirare. Immagina di essere addormentato, probabilmente pensando di non risvegliarti più.

Immagina risvegliarsi, poi, aprire gli occhi e ritrovarsi di colpo in un mondo sospeso, senza luce naturale, con davanti sconosciuti vestiti come astronauti, senza possibilità di parlare, di comunicare, di capire, di vedere nessuno in faccia, separato dal proprio mondo, con un tubo in gola; potrebbe essere l'inizio di una science fiction un po' inquietante, ma questo è il risveglio di ogni paziente in terapia intensiva.

Per questo occorre pazienza, occorrono un po' di prove per accompagnare queste persone verso la ripresa di contatto con la realtà, trovare la quadra farmacologica per aiutarli, occorre dir loro che non si devono preoccupare, che è solo questione di giorni, di un altro po' di pazienza.

E poi le chiamate quotidiane ai familiari delle persone per dare notizie. Spiegare tutto, capire come essere vicino, senza dare false speranze. Come poter dire bene la verità. Capire se sia il caso di fare una videochiamata. Di dare una brutta o una bella notizia. Capire quando stare zitto, e aspettare.

La moglie di un paziente a cui il dottore che ci ha raccontato tanto di quello che si legge, come ogni giorno, dava notizie del marito, quando le disse che aveva una sorpresa per lei, che avrebbero dimesso presto il marito, che ce l'aveva fatta, rispose: «Ma come dottore, che dice? Quindi io da domani non la sento più?!»

È la miglior frase possibile da usare, per far intravedere qualcosa del rapporto che si era creato.

E poi il rapporto con i colleghi degli altri moduli.

4.3 Infermieri e operatori sanitari

Il mestiere dell'infermiere è molto di più dell'assistere un paziente. Anzi: l'aspetto tecnico, forse, è il meno importante. Il mestiere dell'infermiere è l'umanità della cura, è il bisogno oltre la necessità fisica, è la mano, la relazione, il sorriso. È il tentativo, sempre, di provare ad alleviare la sofferenza.

Il bravo infermiere, quindi, non è un esecutore. Un bravo infermiere usa i suoi occhi, legge i dettagli, ragiona con la sua testa.

In terapia intensiva un bravo infermiere è tutto: è l'occhio che guarda il paziente, che osserva la mano, come è appoggiata, il mento, il collo, le palpebre. È il controllo per evitare una piaga, è il pettine tra i capelli. Lo spazzolino sui denti. L'infermiere è la cura del corpo di un altro. Il dimenticare il proprio e ricordarsi costantemente quello altrui. È il pensiero di andare a casa temendo di aver sbagliato qualcosa. E chiamare: «non mi ricordo se ho dato davvero quella medicina, riesci per caso a controllare tu?»

È imparare ad avere di più che due occhi, a leggere oltre i parametri sul monitor. Fare attenzione alle cose piccole e meno piccole che potrebbero fare la differenza. Le lesioni da pressione, le piaghe da decubito. Calmare il delirio da risveglio, dopo la sedazione, gli occhi che ti guardano come se ti volessero chiedere «Ma perché siete vestiti così? Cosa mi sta succedendo?»

Mai, mai, mai in trent'anni di lavoro mi era successo di avere così paura. Lavoravi e avevi paura, andavi a casa e avevi paura, ti vestivi per andare dentro la zona rossa con angoscia, per dodici, quattordici ore al giorno. Non ho mai visto usare così tanti farmaci.

Prospero

Tra gli infermieri che hanno lavorato all'Ospedale in Fiera ognuno ha i propri ricordi, le proprie immagini che si porta nel cuore – chi la prima uscita in carrozzina di un malato che si era risvegliato, chi le chiacchiere di notte dopo giornate lunghe e pesanti, chi il glicine che si vedeva dalla terrazza dove si poteva fare una pausa – ma tutti concordano che la cosa più bella sia stata il gruppo che si è creato.

Un gruppo eterogeneo, fatto da professionisti con anni e anni di lavoro alle spalle e ragazzi alle prime armi, da tanta esperienza in rianimazione, e da un passato nelle sale operatorie. Da persone che si erano viste, e da tante altre che non si conoscevano tra di loro.

All'inizio capirsi era un problema. Proprio capire quello che uno diceva, intendo. C'era rumore, molto rumore. Il rumore dei letti, le macchine della pressione negativa, l'aerazione, la tuta, la pompa che suonava, suonava, suonava. E quindi, all'inizio, per farsi capire, abbiamo iniziato a urlare. Poi però abbiamo trovato un metodo ancora più efficace; abbiamo iniziato a capirci con gli sguardi. E abbiamo scoperto che così ci si capiva molto, ma molto prima.

Maria

Come ha fatto a formarsi questo gruppo?

La prima risposta che viene da dare, forse la più sincera, è: per sopravvivenza.

Sopravvivenza perché si *doveva* creare un legame, si *doveva* andare d'accordo, si *doveva* trovare un'armonia, poter avere fiducia l'uno nell'altro, anche in chi non aveva esperienza, anche se poteva fare un po' di paura. Perché con i ritmi richiesti, con la stanchezza che arrivava senza preavviso, con la perdita della lucidità, era necessario poter contare su qualcuno che dicesse: «va' a prendere una boccata d'aria, adesso qui posso fare io».

Per questo, per permettere a tutti di lavorare bene, l'intesa doveva scattare. Ed è scattata.

È scattata tra infermieri, dottori e operatori sanitari, oltre i ruoli e i compartimenti stagni. È scattata facendosi tutti carico dei pesi degli altri, oltre la filosofia del «questo non spetta a me», cercando di capire le difficoltà, i momenti complessi, la tensione, la paura, provando a far sì che i (pochi) momenti di relazione fossero distesi, belli, significativi.

Un ricordo bello che mi fa compagnia, era quando la sera, o la mattina, uscivi dalla Fiera e andavi a casa, sembrava di respirare di nuovo. La città in silenzio, il sole, il glicine. Come se ti accorgessi di tutto, per la prima volta.

Alessandro

Le chiacchiere leggere in un momento di pace dopo una tempesta, l'arrivo di una pizza calda, di «un'adorazione della Madonna» di cialde di caffè perché «vi vedo un pochino stanchi». Il «Ragazzi, mica vi offendete se vi portiamo qualcosina da mangiare?», l'aiuto reciproco anche per le cose quotidiane che non c'era mai tempo di fare – farsi una tinta a vicenda tra un turno e un altro, offrire tagli di capelli; il vedere che qualcuno ti pensava, anche con un piccolo pensiero, era una cosa bellissima.

Certo, è servito anche un po' di spirito di adattamento, molto caffè, e il non stancarsi di farsi forza a vicenda. Quando non ci si capiva, per esempio. Quando si era stanchi. Quando si dovevano portare a bordo velocemente persone che non avevano mai lavorato in terapia intensiva, e spesso non avevano nemmeno il lessico corretto per capire cosa servisse, per comprendersi alla prima. Quando le medicine non c'erano, e si dovevano cercare alternative verosimili.

Sembrava che i materiali non bastassero mai. Facevamo fuori almeno trecento siringhe di pompa infusionale al giorno per la terapia di sedazione; in condizioni normali, per dare un'idea, se ne usano sessanta a settimana. Di siringhe da emogas ne

andavano via anche dieci al giorno per ogni paziente, quindi tra le 100 e le 150 a modulo, al giorno.
Ogni modulo aveva quattro carrelli, circa uno ogni quattro pazienti, che andavano riforniti di continuo, raccordandosi con chi stava nel pulito. Ogni giorno smaltivamo tra i tre e i quattro bancali di materiale. E vi garantisco che è tanto.

Daniela

Queste sono le parole di un'infermiera. Accanto a lei, un operatore sanitario annuisce. Quello, infatti, è uno dei suoi compiti. In una terapia intensiva deve supportare gli infermieri fuori e dentro dal reparto, soprattutto con il controllo costante dei materiali, con il rifornimento dei carrelli, sincerandosi che non manchi nessun presidio; un lavoro molto diverso da quello che generalmente è chiamato a fare in un reparto, o nell'assistenza domiciliare.

Operatori sanitari, medici, fisioterapisti, infermieri: tutti hanno dovuto imparare molto, ma è bello sentire che in tanti ricordano i due anni in Fiera come il tempo di una crescita professionale esponenziale, perché anche se non si avevano decenni di esperienza alle spalle, non ci si poteva «accomodare», pensando di essere «i piccoli», pensando che ci avrebbe pensato qualcun altro, perché c'era chi, davvero alle prime armi, magari neolaureato, aveva bisogno di un aiuto, qualsiasi aiuto, per crescere.

E allora ci si trovava di colpo ad affrontare le dinamiche che generalmente affrontano i tuoi capi, ad avere un'attenzione in più verso i nuovi arrivati – molti dei quali non venivano da un vissuto di terapia intensiva, capire le loro tensioni, le loro paure, l'impatto psicologico che la terapia intensiva poteva avere su di loro, provare a proteggerli dove possibile, e ad accompagnarli nel ritmo del lavoro dove necessario, nello sbarellare, intubare, estubare, veloce, quasi non ci fosse tempo per pensare, in mezzo a tutti gli allarmi che non la smettevano di suonare... Se non è crescita questa.

Capitava di piangere.

Capitava di avere delle crisi d'ansia.

Se non è crescita questa.

La cosa più difficile? Nella prima ondata, sicuramente il sentirsi così impotenti, sentire sempre addosso un senso di sconfitta, avere davanti così tante persone che morivano e non sapere cosa poter fare di più.

Giovanni

Probabilmente, la complessità della prima ondata – in Fiera – è stata per lo più organizzativa: capire cosa servisse, quali fossero le necessità di tirare su da zero una terapia intensiva, dalla fornitura di medicine ai presidi necessari, fino alle scarpe, armadietti, panchine, piantane, armadi, cassetti... Con l'ansia costante che sarebbe potuto mancare qualcosa da quella prima «lista della spesa» di 900 righe excel. Nella seconda ondata (dal settembre del 2020 al giugno del 2021), con un ritmo di ricoveri più incalzante e un numero di malati più alto, la cosa più complessa è stata creare, amalgamare, un gruppo disomogeneo di sconosciuti.

Permettere a tutti di essere formati alla velocità della luce – un infermiere generalmente fa due mesi di affiancamento, in Fiera però non si poteva aspettare così tanto – cercando di mettere tutti nella condizione di prendere decisioni in modo autonomo. Essere obbligati a «crescere» velocemente, con la prontezza dell'imparare come lavorare, sempre con grande positività.

Nella terza ondata (gennaio-febbraio 2022) tutti raccontano di come le domande, davanti ai pazienti, fossero tante. Perché, se una soluzione era arrivata – il vaccino – ancora si combatteva tra la vita e la morte per chi aveva scelto di non farlo?

Per me la cosa più difficile, ma emozionante allo stesso tempo, è stata accompagnare i parenti nel commiato con i loro cari, per salutarli un'ultima volta. A volte il silenzio era il modo più bello di fargli compagnia. A volte qualcuno preferiva una chiacchiera. Una parola. Una battuta.
Cercavamo sempre di prepararci bene all'arrivo dei familiari, cercando di fare in modo che non suonasse niente, o per lo meno che gli allarmi suonassero il meno possibile. Cercavamo le strategie per farli entrare e uscire perché non vedessero tutti i malati, quelli proni, tutti intubati, tutte le apparecchiature, perché non sentissero tutti i suoni. Far trovare il loro caro nel modo migliore possibile. Credo sia stato importante.

Federica

Una volta, quando smontavo di notte durante il primo lockdown, mi hanno fermato a un posto di blocco per un controllo.

Non ci hanno messo molto per capire che ero un infermiere. Gli ho detto che lavoravo in Fiera. Lì i Carabinieri mi hanno chiesto se potevano compilarmi loro i moduli, perché mi vedevano stanco; si son messi sull'attenti e mi hanno fatto il saluto. Questo mi ha commosso tanto.

Alessandro

Nell'Ospedale in Fiera, sono stati aperti contemporaneamente quasi 100 posti letto di terapia intensiva. Sono state curate più di 500 persone. Il resto sono parole, forse insinuazioni. E alle insinuazioni, c'è chi ha preferito i fatti.

4.4 Pazienti

4.4.1 Dario. Macché news, io leggo la storia!

Dario è entrato all'ospedale con in testa la certezza che sarebbe uscito in men che non si dica, su per la schiena comunque un po' di paura di non aver ragione, e tra le mani un libro dal titolo *Impero. Come la Gran Bretagna ha fatto il mondo moderno.*

Dario era nato e cresciuto a Milano. Ed è morto, a Milano, in Fiera, il 30 novembre. Il 2 dicembre avrebbe fatto 67 anni, e il successivo gennaio sarebbe andato in pensione.

Tutto inizia il 23 ottobre, quando arriva a Nizza a trovare la sua compagna, Laura. Il 24 sale un po' di febbre; ma no, non è niente, non ti agitare, lo vedi che praticamente è già passata?

Il 29 ottobre, lo stesso giorno dell'attentato a Nizza, decide di tornare a casa. Un po' il lavoro, un po' la situazione che si fa più seria. In stazione i due si salutano.

«Ti tieni bene la mascherina?»

«Ma sì che me la tengo bene, non vedi? Su, dai, non fare la mamma.»

È l'ultima volta che si vedranno, in quella stazione.

«Forse gli avrei dovuto tirare una riga di schiaffi, come si dice a Genova, a due a due, finché diventano dispari.»

Una volta tornato in Italia la febbre sale ancora, il tampone, il medico di base che dice «stia a casa», l'accorgersi di non riuscire più a respirare, tanto da dover chiamare l'ambulanza. Policlinico, pneumologia. C-PAP.

«Ma sì, Laura, non c'è mica bisogno di preoccuparsi, sono quasi fuori». Le frasi dette per non spaventare. O forse per non spaventarsi. La speranza, nel profondo del cuore, che Dario ci abbia creduto davvero.

«Era l'11 novembre: me lo ricordo perché ero uscita io dalla quarantena ed ero così felice di essere fuori a fare la spesa che quando mi ha telefonato Dario, erano le 18, ricordo di aver parlato solo io, come un fiume in piena. E gli scaffali, l'uscire, l'aria, le persone. Mi ricordo solo che gli ho chiesto se volesse che gli raccontassi qualche news dal mondo.»

«Macché news! Io leggo la storia! Ho il mio bel libro qui, io sono a posto.»

«Forse già sapeva che lo avrebbero dovuto intubare, ma non mi ha detto una parola, né ha voluto in nessun modo che mi avvertissero. Forse per paura che avessi paura. Forse perché ne aveva lui, di paura.»

«Non chiamatela. Non voglio commuovermi» ha detto Dario ai medici. Chissà che cosa ha pensato prima di essere intubato. Chissà come è stato.

Da lì Dario è stato portato in Fiera, e da lì un dottore ha chiamato Laura ogni giorno, dedicandole anche mezz'ora di tempo, sempre con cura, con sincerità estrema, precisione, nei piccoli miglioramenti, e nei peggioramenti. Ogni giorno.

Come andiamo? Andiamo sempre risicando, ma in peggio non in meglio, fino ad arrivare a dire che rimane un 10% di possibilità. Ma noi scommettiamo su questo 10%.

«Sono stati i diciotto giorni peggiori della mia vita. Uscivo un'ora al giorno, per camminare, come un'anziana, lentamente, curva, con le mani dietro alla schiena. Lavoravo e basta per riuscire a non pensare. Avevo paura ogni volta che squillava il telefono. Per tanto tempo, dopo che Dario è morto, ogni volta che squillava il telefono facevo un *resalto*, come direbbero a Genova. Avevo ansia, paura.»

Dopo diciotto giorni di scommessa, il 30 novembre Laura riceve una telefonata la mattina in cui le dicono che si capisce che Dario è alla fine. Alle 12,30, infatti, muore.

Laura ha il coraggio di parlarci di questa esperienza, «la più importante della vita», come la definisce lei.

Un'esperienza dove ha toccato con mano l'ineluttabilità della morte, la sensazione di essere travolti, il non poter vedere il corpo, il non potersene fare una ragione, il prendere indietro il sacchetto con le cose di Dario, domandarsi se davvero stesse leggendo quel libro sull'impero dell'Inghilterra, aprire la sua casa, vedere i segni di sofferenza degli ultimi giorni prima che fosse portato in ospedale.

Eppure, c'è altro che rimane, oltre tutto questo. Prima di tutto un'immensa gratitudine per tutto il personale ospedaliero che ha assistito Dario, perché l'attenzione al malato, la cura, l'investimento di energie e di tempo per accompagnare la malattia e il dolore di chi era dall'altra parte del vetro si percepivano fortemente.

E poi un grande senso di solidarietà per il genere umano.

«Tutte le volte che sento di qualcuno che ne è uscito, che ce l'ha fatta, infatti, non sento, come mi sarei aspettata, invidia, il pensare, così umano, perché Dario no e lui sì. Mi viene solo da tirare un enorme respiro di sollievo.»

Avete presente quando si assiste qualcuno in un ospedale, quando si esce fuori, magari a fumare una sigaretta, e ci si ritrova immersi a parlare con persone con cui mai si avrebbe pensato di aver qualcosa a che fare? Avete presente quel senso di solidarietà che va oltre l'estrazione sociale, la cultura, il lavoro. Lì c'è una connessione. Una connessione con il dolore delle altre persone e il nostro, che è una delle cose più forti che ci siano. Se si sperimenta quello, o qualcosa del genere, non si può far altro che celebrare il valore della vita. Anche se non credi nei miracoli.

4.4.2 Saverio. La ragazza dell'ascensore

È la moglie Antonella a portare Saverio all'ospedale il 9 marzo 2021. I valori del saturimetro continuano a scendere, lui minimizza, ma lei si preoccupa. Adesso andiamo, poche discussioni. Se puoi davvero rimanere a casa, ce lo diranno loro. Quando arriva al Pronto Soccorso, infatti, Saverio continua a scherzare, non è nulla, questione di minuti e vi saluto tutti fino a che un dottore non gli dice:

«Guardi che lei ha il 65% del polmone collassato. Non sia così sicuro di scherzare.»

Da lì la paura che inizia a salire, la C-PAP, la sensazione che l'aria non sia abbastanza, quarantotto ore di preoccupazione fino a che i dottori non decidono che è necessario trasferirlo in terapia intensiva.

«In quel momento, dopo aver fatto il gradasso due giorni prima, sono scoppiato a piangere; lo sapevo bene che se andavi in terapia intensiva le probabilità di non tornare più erano alte.»

Mentre lo portavano via sul lettino, davanti all'ascensore un'infermiera gli chiede «Perché piangi?» Saverio le racconta cosa sta per succedere. «Sai che assomigli a mio papà? Ecco, come ce l'ha fatta lui, ce la farai sicuramente anche te.» Detto questo gli dà un bacio sulla fronte e va.

Saverio da lì continua la sua corsa verso la terapia intensiva. Forse più tranquillo, forse no. E da lì partono i suoi trenta giorni addormentato.

I ricordi, i fatti, le evoluzioni e i ritorni di quei momenti sono custoditi dalla sua famiglia: sua moglie Antonella ha tenuto anche un diario, giorno dopo giorno, appuntando tutto quello che succedeva, i piccoli miglioramenti, i peggioramenti, tutte le telefonate con il dottore che la teneva informata.

Quando si erano sentiti, il primo giorno, le aveva raccomandato di non preoccuparsi se un giorno non fosse arrivata la sua chiamata. Era assolutamente possibile, e non c'era da preoccuparsi.

«Invece non è mai capitato che non telefonasse. Pasqua, sabati e domeniche, feriali e festivi: non mi ha mai lasciata sola. Non ci ha mai dato false speranze, ma non abbiamo mai avuto la sensazione di parlare con un estraneo.»

«Dai, dai che ce la fai.»

«Saverio! Forza! Apri gli occhi!»

Voci lontane, come un'eco, ma in sordina. Quella sensazione di non sapere se davvero vuoi aprire gli occhi. Dai, ancora solo un attimo.

«Forza, respira, vai! Ce la fai bello, vai!»

Saverio, appena sveglio, si ricorda di aver sentito delle voci che insistevano. Si ricorda che appena ha aperto gli occhi, è partito un applauso. Si ricorda che la prima cosa che ha visto, appena ha messo a fuoco la vista, è stato un contenitore giallo, che gli sembrava tanto qualcosa per lui molto caro. «La granita! Voglio la granita!»

Non ha tantissimi ricordi di quella prima fase: negli infermieri vedeva i suoi figli che lo aiutavano, li chiamava proprio come loro. Vedeva anche Marco Mengoni, vicino a lui, si ricorda che continuava a dirgli che avrebbe voluto comprare una pagina di giornale per raccontare a tutti quanto fossero stati bravi i dottori con lui. Ma non è stato un risveglio facile.

«Ho avuto la fortuna di incontrare persone eccezionali, sempre gentili, sempre a disposizione, sempre pronte a correre, anche quando sono stato terribile e duro, soprattutto appena sveglio. Persone con un'umanità incredibile, che capivano profondamente la mia, la nostra situazione. Persone che non se la prendevano anche se in alcuni momenti ero proprio cattivo.

Per giorni sono stato intrattabile, agitato, arrabbiato perché pensavo che i miei mi avessero abbandonato, senza venirmi a trovare. Non riuscivo a vedere nessuno in faccia, volevo un pigiama, avevo paura di essere rimasto paralizzato, non riuscivo a dormire, mi sembrava, per i rumori, che tremasse tutto il palazzo. Non riuscivo nemmeno ad aprire il cellophane dei piatti che mi portavano. Trattavo male tutti, anche le persone che mi stavano aiutando, anche la mia famiglia durante la prima videochiamata insieme, che loro aspettavano come la manna dal cielo. Avevo paura che si fossero dimenticati di me, che non avessero voluto starmi vicino. Immagina di non poter vedere in faccia nessuno, immagina di non avere vicino nessuno che conosci. Immagina cosa voglia dire sentirsi davvero soli.»

«Noi siamo qui per aiutarla.» Questo è quello che, con pazienza, gli è sempre stato risposto. E piano piano Saverio ha capito che era vero. Era vero per gli operatori sociosanitari che cercavano di sistemare il letto nel modo migliore per le sue piaghe, o di aprire i piatti che poteva provare a mangiare da solo. Era così per gli infermieri, che riuscivano a calmarlo e a distrarlo. Era così per i dottori. Era così per i fisioterapisti.

«Mi hanno messo in piedi, e mi hanno fatto camminare solo con le parole, aiutandomi ogni giorno a fare qualcosina di più.»

E se un esercizio era da provare a fare dieci volte, Saverio si metteva a farlo anche duecento, perché non voleva andare in un centro di riabilitazione. Lui voleva tornare dalla sua famiglia. E allora su e giù dal letto, avanti e indietro per il corridoio, una, due, tre, cinquanta, cento volte. E così è successo.

Saverio è stato addormentato e intubato per trentadue giorni. Dopo un momento di assestamento in Fiera, è stato trasferito per un'infezione ai polmoni dovuta a Covid, al Policlinico. E proprio lì, in reparto, si è ritrovato davanti la ragazza dell'ascensore, quella che aveva incontrato prima di finire in terapia intensiva.

«Hai visto che te l'avevo detto che ce l'avresti fatta?» gli ha detto lei, sorridendo.

«Mamma mia, quanto ho pianto. È stato veramente tanto emozionante.»

È stato emozionante parlare di nuovo con i suoi cari, rivederli prima dalla finestra, poi dalla porta, poi poterli toccare e abbracciare dal vivo. Un amico sapeva di non poter entrare a trovarlo al Policlinico, ma ugualmente andava a salutarlo sotto la sua finestra, giusto per guardarsi. Piangevano, uno da su e uno da giù.

È stato emozionante toccare con mano la professionalità e l'umanità di così tanti operatori sanitari. Di tanti di loro, la maggior parte in verità, Saverio non conosce nemmeno la faccia.

È stato emozionante guardare con attenzione la propria vita, e rendersi conto di quanto bella sia.

4.4.3 Michele. La vita appesa a un numero sconosciuto

Michele non ha ricordi del suo primo risveglio, non ha ricordi dei suoi trasferimenti da un ospedale a un altro, delle videochiamate fatte, o di quando la moglie, finalmente, è potuta andare a trovarlo. Ricorda qualcosa della riabilitazione, ma, prima di arrivarci, la sua è stata una strada lunga.

Era la settimana prima di Natale, quando sia Michele – in pensione da circa un mese – che la moglie Mariangela si ammalano. Covid. Stanno male, ma non malissimo; Michele non ha molta voglia di mangiare, di vedere la tv, si sente sempre più stanco. Il 30 dicembre c'è un tracollo improvviso: Michele inizia a essere distaccato dalla realtà. La saturazione scende, il respiro si fa più affannoso, la guardia medica dice di aspettare, il sostituto del medico di non farsi prendere dal panico: è lì che la moglie decide di chiamare il 112.

All'Ospedale di Gallarate si cerca di stabilizzarlo prima con il casco, poi con la maschera, ma dato che la situazione non migliora, la decisione è quella di intubarlo, e di mandarlo in Fiera.

L'ambulanza, la prima chiamata alla famiglia, un collasso importante dei polmoni: partono così i quarantacinque giorni di Michele nell'Ospedale in Fiera.

Quarantacinque giorni di terapia intensiva, di tentativi e manovre, di pronazioni. Di febbre, infezioni, complicanze e telefonate, TAC, ventilazioni. Quarantacinque giorni di situazione stabile. Di speranza, e a volte di sconforto.

«Quanto ancora ci sarà da aspettare dottore?»

Quarantacinque giorni di domande, di «Mariangela, non mi faccia più domande del necessario, vediamo giorno per giorno. Noi limitiamo i danni e prendiamo tempo: chi può lottare è solo Michele.»

Dalla prima volta che il dottore mi ha telefonato, mi ha detto che mi avrebbe chiamata per nome, perché avremmo dovuto costruire un rapporto. Dal mattino non facevo altro che aspettare la telefonata della sera, e poi, appena chiusa, aspettare un'altra volta.

E poi la febbre che scende, le infezioni che iniziano a essere sotto controllo, il risveglio; un risveglio molto molto agitato. Gli operatori provano a svegliare Michele cinque volte, e cinque volte si deve tornare indietro, perché la respirazione, in un soggetto così agitato, e così debole, non regge. Oggi Mariangela capisce appieno l'importanza di quella parola, «stabile».

Il 27 febbraio finalmente i medici riescono a estubarlo, e a chiedere alla famiglia se vuole fare una videochiamata.

La moglie, i figli, tutti si immaginavano che il peggio fosse passato, ma il trasferimento al Policlinico apre un altro capitolo.

Il capitolo delle crisi epilettiche, di un semi-arresto

cardiaco, di un'altra intubazione, un'altra sedazione, un altro risveglio, un nuovo delirio.

Di nuovi tentativi di riportarlo alla realtà, un nuovo tracollo, una nuova intubazione. Di complicazioni neurologiche, oltre che polmonari.

E invece Michele ce la fa. Usa il tempo che medici e infermieri avevano cercato di guadagnare per lui, e torna al mondo. La sua è una storia di andate e di ritorni, di quelle che dall'esterno potrebbero sembrare sfortune, ma che Michele e Mariangela chiamano «cose incredibili».

Incredibili come il fatto che prima del Covid Michele non guidasse in autostrada, né prendesse aerei, e che adesso non veda l'ora di partire. Incredibile come dietro alle nuvole veda sempre il sole. Incredibile come guardare un servizio alla televisione, pensare che in Fiera sia stata fatta una cosa incredibile con quell'ospedale, e finirci ricoverato.

Incredibile come la caparbietà con cui la famiglia di Michele non lo ha voluto lasciare un attimo, e ha voluto provare il tutto per tutto, fino a discutere, fino a dimenticarsi, per la felicità di poterlo vedere, di togliersi piumino e borsa per bardarsi ed entrare in terapia intensiva.

Dopo un mese e mezzo in riabilitazione, Michele è tornato a casa, il 18 maggio, un giorno dopo l'anniversario dei suoi trent'anni di matrimonio.

Il Covid non è passato senza traccia su di lui. Ha avuto complicanze polmonari, motorie, una neuropatia, la difficoltà nel ricordare le cose, un'estrema spossatezza, come se esaurisse le energie molto più velocemente. «Sono stato un peso, insomma.»

La moglie corregge «Questo lo dici solo tu!»

I primi tempi non aveva voglia di leggere, né di guardare la tv, non voleva interessi nuovi, non gli interessava il cibo, non si ricordava nemmeno che aveva un nipotino.

Eppure, è tornato. E si è allenato a vedere anche tutto quello che di positivo c'è. A vedere le difficoltà reali, non quelle che uno si costruisce da solo. A essere riconoscente, perché ha incontrato tanti, sulla sua strada, che hanno fatto molto di più del loro lavoro, senza chiedere nulla in cambio.

Quella che abbiamo vissuto è stata un'esperienza che ci ha cambiato e segnato la vita come marito e moglie, come genitori, come famiglia. Mi sono trovato dentro a questa malattia senza nemmeno accorgermene, e mi accorgo di quanti problemi ogni giorno mi facessi, ci facciamo tutti, che in verità proprio non esistono.
Due sono state le mie salvezze. I medici che abbiamo avuto la fortuna di incontrare sul nostro cammino – competenti e fermi, sinceri e vicini –, e la nostra famiglia che, nei momenti più duri, quando la malattia porta a isolarti, chiuderti, mi ha spinto fuori, anche con forza, per tornare da loro. Immagino solo cosa sia stato per coloro che non avevano nemmeno il pensiero di qualcuno, fuori, che li aspettasse.
Ai miei figli posso insegnare questo: essere umili, aiutare gli altri, anche senza avere niente di particolare in cambio, e avere vicino una famiglia che possa dare una mano.

Ad avere una mano sulla bocca, per fidarmi di chi ne sa più. Una mano sulla coscienza per i medici che hanno fatto così tanto.

Una mano sul cuore per chi non ce l'ha fatta.

Se possiamo aggiungere un'ultima cosa, quando penso al dottore che ci ha seguiti, io dico: 'questo è l'uomo che ha salvato mio marito'. So che non lo ha fatto da solo, lo so bene, ma lui era la nostra voce. Per questo vorremmo esprimere tutta la nostra gratitudine a tutti gli operatori sanitari della Fiera. Grazie infinite perché non vi piace essere chiamati eroi, ma per noi lo siete proprio stati.

Capitolo Cinque

La cura
Franco Battiato, 1996

5.1 Grandi e vaccinati

Il 14 dicembre 2020 viene ufficialmente approvato il primo vaccino contro Covid-19 di Pfizer BioNTech, seguito da quello di Moderna. Il 27 dicembre tutta l'Unione Europea inizia le vaccinazioni. L'Italia, ufficialmente, il 31 dicembre.

Con l'arrivo di questo vaccino così tanto atteso cambia la logica utilizzata fino a quel momento. Non si tratta più «solo» di provare a guadagnare tempo, ma si può contare su un alleato, per difendere la parte fragile – o più esposta – della popolazione prima, e tutti gli altri a cascata.

Eppure, qualcuno, di vaccinazioni, ne aveva iniziato a parlare tempo prima che fossero realmente disponibili.

Correva il dicembre 2020. L'Ospedale in Fiera era in piena attività, ed Enrico (sempre lui, il Presidente «mai fermo» della Fondazione), a casa, da un telegiornale in lontananza, sente dire che il piano sarebbe stato di fare decine di migliaia di somministrazioni al giorno. Prende un foglio, fa qualche calcolo, e realizza che, se quelle decine di migliaia al giorno non fossero diventate velocemente centinaia di migliaia, si andava incontro al rischio di non risolvere la situazione in modo sufficientemente rapido.

Il punto era: come gestire l'organizzazione vaccinale nel modo migliore possibile, in modo da avere, con i vaccini disponibili (che in un primo momento non erano infiniti), nel minor tempo possibile, la fetta maggiore possibile della popolazione vaccinata?

Qualcuno ipotizza di attivare le «primule», ovvero piccoli centri vaccinali diffusi capillarmente nel territorio, ma Enrico non è convinto. Quello che continua a girargli in testa è invece il modello dei grandi hub vaccinali, come quello inglese, ma questa, ancora, è un'idea.

Enrico chiama quindi Ferruccio Resta, Rettore del Politecnico: vuole provare a ipotizzare uno scenario per la Lombardia, seguendo il modello dei grandi hub. E quello, per fare le cose bene, è un tema che sarebbe bene trattare con un pool di ingegneri: al Politecnico possono aiutarlo, con le loro competenze?

Durante gli auguri di Natale poi all'Ospedale in Fiera, ne parla anche con il Direttore Generalee del Policlinico, Ezio Belleri: gli racconta del grande hub, di come si immagina di sfruttare lo spazio a quota 15 della Fiera, di come potrebbe essere organizzato. Fiera e Policlinico ormai sono compagni in questo viaggio, e anche per il centro vaccinale non avrebbe alcun senso muoversi da soli. Ne iniziano lì solo a parlare, a immaginare, ma è come se entrambe le realtà fossero già a bordo.

Ingegneri gestionali, specializzati in meccanica dei processi industriali, medici, infermieri, tempi cronometrati, scelte di come distribuire il personale operativo, e tante tante domande. Come costruire nel modo più efficiente il percorso (registrazione, anamnesi, iniezione, attesa)? Come far registrare le persone? Che sistema usare? Come organizzare la distribuzione, anche senza avere tempistiche e quantità certe di disponibilità del vaccino? Quali ambienti preferire perché la catena non abbia intoppi? Quanti tavoli per la registrazione? Quanti banchi anamnesi? Quanti infermieri per inoculazione? E soprattutto dove ospitare tutto questo? Come monitorare dopo il vaccino il paziente, e le possibili reazioni avverse?

La scelta finale, come era stato intuito, viene confermata sui grandi hub, utilizzando i grandi ambienti già costruiti ma vuoti; prima di tutto viene fatta questa scelta per l'alta produttività e velocità di esecuzione, per la maggiore possibilità di controllo, per la sinergia di poter concentrare, in un unico luogo, personale medico e di servizio, scorte, e per eventuali problemi di logistica, oltre alla facilità di spazi «vuoti» di essere riempiti con moduli da stand fieristici.

Le idee buone sulla carta, però, per prima cosa vanno viste all'opera. Per questo si decide di testare il metodo, per capire se possa davvero funzionare, e di farlo insieme ad AREU (Agenzia Regionale per Emergenza e Urgenza, che si occupa, per la Regione Lombardia, del servizio sanitario di emergenza) usando i suoi volontari come test.

Così, nel fine settimana dei 16 e 17 gennaio, allestendo l'area dell'Ospedale in Fiera, con il coordinamento del Policlinico, e seguendo il modello del Politecnico e di EY, si dà il via al test.

Con tredici medici, trenta steward per accoglienza, ventiquattro inoculatori, tre minuti e trenta secondi di tempo medio a persona, e un ritmo di centoventicinque vaccini all'ora, si riesce ad arrivare a 2500 dosi. È così che si capisce come sia necessaria una revisione dei flussi per ottimizzare le code, una generale razionalizzazione dello spazio, lo sviluppo di un modulo del progetto in modo che sia più scalabile.

E da un'idea sotto l'albero di Natale, da riunioni e presentazioni in Regione, da un team di lavoro eterogeneo – il Policlinico per il coordinamento, il Politecnico con Ernst & Young per il modello matematico, insieme alla Fondazione Fiera – quasi un mese esatto dopo quella sera di Natale, il 20 gennaio, da un progetto astratto, da disegni, algoritmi, calcoli, la soluzione per un grande hub vaccinale diventa qualcosa di molto reale.

E perché il pilota possa applicarsi a tutta la Regione, per essere davvero pronti quando fosse cresciuta la disponibilità dei vaccini e aumentate le fasce di popolazione da vaccinare, viene chiamato Bertolaso, insieme con il suo team.

Quante persone sarebbe stato ottimale chiamare al giorno? In che ordine? Quanto avrebbero dovuto essere grandi le sale d'attesa? In base a quali criteri si sarebbero dovuti scegliere i potenziali hub? Come costruire la linea vaccinale nel modo modulare più efficiente possibile in modo da non perdersi in questa organizzazione a tappeto?

Vengono proposti alcuni spazi: oltre alla Fiera, palazzetti dello sport, aree espositive industriali, palestre, da 400 a 5600 mq; una grande disponibilità arriva da ogni dove, comprese tante attività private che non potendo operare decidono di mettere i propri spazi al servizio della collettività. E quindi via alle proposte di campi sportivi, palestre, discoteche, autodromi, fino al Palazzo delle Scintille, di Generali, che mette a disposizione tutto il padiglione. Certo, non tutti gli spazi vanno bene e possono essere considerati ottimali – dalla Fondazione ricordano di aver fatto, sulla carta, più di 60 ipotesi di layout – ma poter avere un ventaglio così ampio semplifica le scelte a tutti.

I capisaldi sono tre: vaccinare in velocità, adattabilità, e sicurezza. L'obiettivo è provare a terminare la campagna (o per lo meno la maggior parte) entro giugno, riuscendo quindi a garantire circa 170.000 vaccinazioni al giorno.

A marzo 2021 apre ufficialmente il Centro Vaccinale Scarampo, dentro la Fiera, per le Forze dell'ordine e per gli insegnanti.

L'hub vaccinale al Palazzo delle Scintille, invece, apre il 25 aprile 2021 – non una data qualsiasi. Apre con settantadue linee vaccinali e di anamnesi, cinquantaquattro posti di registrazioni (per permettere un ritmo di circa 13.000 vaccinazioni al giorno).

Con l'esperienza, la pratica e la quotidianità le cose migliorano giorno dopo giorno, riuscendo, con le stesse risorse e le stesse linee vaccinali, a triplicare le persone da vaccinare, distribuendole in funzione di età e di fragilità. Si aggiungono hub. Da 2.500 vaccinati in due giorni del test, si passa a 6.000 al giorno in Fiera, fino a più di 100.000 alle Scintille.

Ogni linea vaccinale è composta da un medico per l'anamnesi, un infermiere per l'inoculazione, e il relativo personale amministrativo per accettazione e accoglienza. Ipotizzando 1.200 mq di spazio, per comporre i grandi hub si ragiona "per dodici": dodici postazioni inoculazione, dodici persone di amministratori, dodici medici, dodici inoculatori, per 1,83 vaccini al giorno per mq.

Da lì parte un grande lavoro. Un lavoro per migliorarsi sempre, per essere più efficienti, per far sì che in circa ventisei minuti si fosse fatto tutto, per non lasciare nemmeno una dose dentro i frigoriferi.

Vaccinata quindi la maggioranza della popolazione possibile, allo stesso modo si lavora per preparare il centro vaccinale per i bambini, cercando in ogni modo, coinvolgimento di Gardaland compreso, che tutto fosse quanto più possibile a loro misura, accogliente, rassicurante.

Ma cosa c'entra questa storia con quella del Padiglione del Policlinico in Fiera?

C'entra per due motivi.

Il primo: insieme, tutto (o quasi) può succedere. Le menti si incontrano, le idee lievitano, le soluzioni arrivano.

Il secondo: non esiste un punto di arrivo unico, fermo, dato. Il punto di arrivo lo decidiamo noi, spostando di volta in volta avanti la nostra asticella, le nostre perplessità, i nostri limiti. È così che si impara a crescere. Anche da grandi.

Sono verità antiche, che spesso si dimenticano. In futuro speriamo che non serva una pandemia, o una guerra, per ricordarcelo, e per insegnarcelo.

Postfazione

*Nino Stocchetti**

Questo libro è un'occasione per ripensare ai quasi due anni (aprile 2020 - febbraio 2022) spesi nel Padiglione del Policlinico in Fiera. Prima di tutto per ringraziare tutti coloro che lo hanno reso possibile e l'hanno fatto funzionare. E poi per riflettere sui risultati e sulle lezioni apprese, in particolare su una domanda importante: è possibile far funzionare una terapia intensiva distaccata dall'ospedale vero e proprio, con i suoi servizi e le sue svariate specialità?

Nelle note seguenti proporrò le mie riflessioni. E dato che è facile darsi ragione, cercherò di appoggiare le mie valutazioni su dati quantitativi e verificabili, con lo scopo non tanto di convincere (o di riprendere tardivamente polemiche inutili e ingenerose già due anni fa), ma di fornire qualche informazione riassuntiva, casomai utile in analoghe situazioni di crisi, che tutti auspichiamo non debbano ripresentarsi.

* Nino Stocchetti è Direttore della Neurorianimazione al Policlinico di Milano, professore ordinario al Dipartimento di Fisiopatologia Medico-Chirurgica e dei Trapianti all'Università degli Studi di Milano.

L'ipotesi di distaccare una terapia intensiva, o qualsiasi reparto per acuti, a distanza da dove si trovano i servizi e le persone che fanno funzionare un organismo complicato come un ospedale, in condizioni normali, sarebbe gravata da numerose controindicazioni. La tendenza generale, evidente nella progettazione dei nuovi ospedali, è infatti quella di accorciare le distanze e di favorire i contatti professionali. Gli antichi ospedali a padiglioni, per quanto gradevoli, con palazzine separate, viali alberati e ampi spazi, vengono sostituiti da monoblocchi con evidenti vantaggi organizzativi ed economici. Potendo progettare, pertanto, dove creare nuove strutture per aumentare rapidamente i letti di terapia intensiva, risulterebbe ragionevole riconvertire strutture all'interno degli ospedali stessi. Questa opzione, ovviamente, richiede che l'ospedale venga costruito in modo compatibile con questa opzione.

La pandemia ha costretto a scelte di emergenza. Nel mese di marzo 2020 in Lombardia non c'erano sufficienti posti letto in terapia intensiva, mancavano i ventilatori, mancavano i dispositivi di protezione individuale ecc. Alcuni modelli predittivi ipotizzavano molte migliaia di ricoveri in terapia intensiva nella Regione. In assenza di soluzioni pianificate in precedenza, si sono adattati a terapia intensiva ambienti ospedalieri destinati ad altre funzioni, come le sale operatorie, le unità coronariche, o addirittura reparti di degenza e ambulatori. Si è trattato di soluzioni pragmatiche, senza i requisiti costruttivi, impiantistici e igienici ideali.

Dopo le prime settimane le richieste di ricovero eccedevano tutte le possibili risorse ospedaliere, tanto che 26 pazienti ventilati sono stati trasportati d'urgenza in ospedali tedeschi.

La costruzione di posti letto di terapia intensiva nei locali della Fiera in Viale Scarampo va inserita nel contesto di una crisi sanitaria senza precedenti, che costringeva a scelte senza precedenti, appunto.

Gli obiettivi

Quando la gestione clinica del Padiglione in Fiera è stata affidata all'Ospedale Policlinico di Milano erano state definite alcune caratteristiche precise: non si sarebbe trattato di un ospedale «da campo» ma di un ospedale con requisiti tecnologici moderni. Sarebbero stati ricoverati pazienti provenienti da altri ospedali, e già sottoposti ai primi trattamenti di emergenza o a trattamento intensivo, mentre non sarebbero stati accolti malati provenienti dal loro domicilio. Per tale motivo non era necessario progettare un settore di pronto soccorso e accettazione. Non era previsto accettare pazienti che avessero, insieme all'insufficienza respiratoria, altre necessità, per esempio un intervento chirurgico. Per tale motivo non è stata attivata una sala operatoria. In pratica si era definito con sufficiente precisione quali pazienti accogliere: malati che, a causa del Covid, richiedevano ventilazione artificiale. I posti letto sarebbero stati attrezzati per garantire monitoraggi adeguati e, appunto, ventilazione sia invasiva che non invasiva.

Collegamenti tra l'Ospedale in Fiera e l'Ospedale Policlinico di Milano

Il primo collegamento fondamentale è stato digitale. La rete dati dell'Ospedale in Fiera è stata costruita come parte integrante della rete del Policlinico, e ha permesso un continuo scambio di informazioni. Le immagini radiologiche, come TAC del torace o dell'encefalo eseguite in Fiera, erano immediatamente disponibili per essere analizzate sui terminali degli specialisti in qualsiasi settore dei due ospedali. I risultati delle analisi chimiche, i dati microbiologici ecc. erano, analogamente, messi a disposizione di curanti e consulenti, non appena elaborati nei vari laboratori dell'Ospedale Policlinico. La stessa rete digitale assicurava le comunicazioni telefoniche, aggiungendo i contatti vocali al flusso di dati che, giorno e notte, univa i due ospedali.

Un'automobile stazionava presso la Fiera per trasportare i campioni biologici al Policlinico e per consegnare in Fiera emoderivati (componenti del sangue) o altri dispositivi che si rendessero necessari. Alcuni trasporti erano pianificati, per esempio quando venivano inviati campioni per esami programmati in giorni prestabiliti; altri, per eventuali problemi urgenti, erano immediatamente possibili nell'arco delle 24 ore. Per limitare i trasporti, e assicurare risultati immediati, i vari moduli di terapia intensiva in Fiera erano dotati di analizzatori «point of care» vale a dire dispositivi computerizzati che consentivano l'esame istantaneo di campioni di sangue prelevati ai pazienti.

Durante il primo periodo di apertura dell'Ospedale in Fiera si era anche predisposta un'ambulanza attrezzata per il trasporto di malati ventilati, immediatamente disponibile giorno e notte. L'esperienza ha dimostrato che tale ambulanza non era necessaria (non è mai stata usata per trasporti urgenti), per cui si è fatto ricorso, quando necessario, all'organizzazione dei trasporti tra i padiglioni del Policlinico. A tutti gli effetti, pertanto, la terapia intensiva collocata in Fiera poteva essere considerata un padiglione del Policlinico.

Un piano per affrontare emergenze e urgenze interne

Prima di iniziare i ricoveri abbiamo pianificato come rispondere a eventuali crisi cliniche. Sapevamo che i pazienti che intendevamo supportare per i danni al loro apparato respiratorio erano a rischio di svariate minacce che potevano coinvolgere tutti gli altri organi. La direzione sanitaria aveva pertanto coinvolto i principali gruppi di specialisti presenti nel Policlinico per organizzare un sistema di pronta reperibilità. In caso di necessità sapevamo a chi rivolgerci per affrontare col massimo di competenza problemi che potevano spaziare dall'oculistica all'immunologia. Scambiate le informazioni (insieme ai dati e alle immagini) con lo specialista, si valutava se procedere in autonomia o se era più utile una consulenza di persona. Come vedremo più avanti, nella maggioranza dei casi le consulenze non hanno richiesto la presenza fisica dei colleghi in Fiera.

Tanti decenni di esperienza in terapia intensiva ci insegnavano che due complicazioni potevano essere particolarmente gravi: dato che i pazienti dovevano essere scoagulati per prevenire trombi indotti dal coronavirus, era alto il rischio di sviluppare un'emorragia. Inoltre i polmoni attaccati dal virus erano particolarmente difficili da ventilare, e rischiavano di «rompersi», con un quadro minaccioso chiamato pneumotorace. Abbiamo pertanto preparato tre linee di difesa: due praticabili in Fiera (interventi da effettuare immediatamente ed interventi affidati ai consulenti), e una terza, per i casi più complessi, che prevedeva un trasporto di emergenza al Policlinico.

Come prima linea di intervento abbiamo predisposto una «mini-banca» del sangue, cui ricorrere per trasfusioni immediate. Abbiamo inoltre preparato drenaggi toracici per drenare immediatamente eventuali pneumotoraci. Dato che la procedura chirurgica per posizionare i drenaggi richiede una certa esperienza, abbiamo sempre organizzato le squadre di medici perché includessero rianimatori esperti, con molti anni di pratica clinica.

Seconda linea: nel caso di emorragie localizzate in qualche vaso arterioso o venoso, disponevamo in Fiera di una «macchina» (un angiografo) e della reperibilità di radiologi intervenzionali che avrebbero permesso di «chiudere» la fonte del sanguinamento. Nel caso di lesioni polmonari che richiedessero drenaggi toracici più indaginosi, faceva parte della squadra dei curanti, a disposizione pertanto negli orari diurni, una chirurga toracica, mentre un altro chirurgo era prontamente reperibile nell'arco delle ventiquattro ore.

Terza linea di difesa: nel caso di emergenze così complesse da poter essere trattate solo nel Policlinico, un'ambulanza attrezzata per il trasporto di pazienti ventilati sarebbe stata messa a disposizione con la massima priorità.

La verifica dei fatti

La nostra pianificazione, e le nostre «linee di difesa», sembravano razionali; tuttavia le ipotesi vanno confermate nella realtà. Man mano che i moduli venivano attivati, e cresceva il numero dei malati ricoverati, raccoglievamo dati per testare la nostra organizzazione. Nel mese di febbraio 2021, quando erano stati ricoverati in Fiera oltre 200 pazienti, i responsabili della gestione clinica dei moduli hanno fatto il punto sulle urgenze affrontate dall'ottobre 2020. L'analisi ha riguardato 283 ricoverati, e ha evidenziato un solo trasporto urgente al Policlinico, inquadrabile nella «terza linea». Complessivamente altri 9 pazienti sono stati inviati al Policlinico per eseguire esami diagnostici (una Risonanza Magnetica, per esempio) o per un intervento chirurgico (posizionamento di un drenaggio intracranico per una emorragia cerebrale). Tutte le altre urgenze sono state gestite internamente all'Ospedale in Fiera con successo, tanto che non abbiamo perso nessun paziente.

Potevamo pertanto concludere che, sul piano delle complicanze più temibili, la Fiera era un ambiente sicuro. Sicuro per i pazienti, che non hanno sofferto danni o ritardi connessi alla distanza dalla sede centrale dell'Ospedale. E sicuro anche per il personale medico, infermieristico e di supporto: nessuno è stato contagiato dal coronavirus SARS-2 durante i tre periodi di apertura dell'Ospedale in Fiera. Al di là delle urgenze e della sicurezza di pazienti e operatori, restava da verificare l'efficienza clinica, cioè la capacità complessiva della terapia intensiva in Fiera di assicurare cure di qualità. Una analisi accurata, che tenga conto della gravità dei pazienti, della loro età, dei fattori di rischio e dei risultati a distanza è ancora in corso. In termini generali, tuttavia, c'è un dato molto positivo: la mortalità registrata nei pazienti in Fiera è stata inferiore alla mortalità riscontrata complessivamente nelle varie terapie intensive della Regione.

Abbiamo anche preso nota delle consulenze effettuate da specialisti basati nei vari settori del Policlinico. I contatti quotidiani telefonici, spesso associati a scambio di immagini e dati, sono stati molto numerosi (con picchi di oltre 50 contatti al giorno). Le consulenze che hanno invece richiesto la presenza dello specialista in Fiera sono state un centinaio, nell'arco dei 116 giorni di apertura esaminati. In pratica, meno di uno specialista al giorno ha dovuto recarsi per consulenza in Fiera.

Questi numeri non documentano compiutamente il grande sforzo organizzativo, e i costi, che sono stati sostenuti per far funzionare il Padiglione del Policlinico in Fiera. Il Policlinico ha dovuto farsi carico di un totale di 538 ricoverati in terapia intensiva in aggiunta ai malati ricoverati nelle terapie intensive della sede centrale. Il carico di esami da eseguire, di farmaci da erogare, di dispositivi di protezione da mettere a disposizione ecc. è stato massiccio. In parallelo il Policlinico ha dovuto organizzare il lavoro di centinaia di operatori provenienti da molti ospedali della Regione, inquadrandoli temporaneamente nel proprio organico, ospitandoli in strutture alberghiere quando necessario e inserendoli in percorsi di addestramento e aggiornamento scientifico.

Si è trattato di un grande impegno che ha richiesto abnegazione, investimenti e soluzioni originali. Abbiamo imparato parecchio, traendo vantaggio dal lavoro comune tra professionisti di tanti ospedali diversi.

Questo sforzo non va sottovalutato, sia per riconoscere il lavoro di tanti, sia per descrivere realisticamente la complessità del funzionamento dell'Ospedale in Fiera.

Conclusione

La pandemia ha costretto a immaginare, e realizzare, una terapia intensiva fuori dall'Ospedale. I problemi sanitari e organizzativi che questa costruzione poneva erano ben chiari, e potevano essere affrontati solo con una miscela di coraggio e di prudenza. Coraggio per aprire una strada nuova e prudenza per prevenire e minimizzare i rischi. Non abbiamo inventato un ospedale isolato dal resto del mondo. Abbiamo invece verificato che le connessioni, indispensabili in un ospedale moderno, sono in prevalenza basate su scambi di informazioni, dati e immagini che, nella maggior parte dei casi, possono avvenire digitalmente.

L'Ospedale in Fiera ha funzionato, e ha funzionato bene. Alla domanda iniziale «È possibile far funzionare una terapia intensiva distaccata dall'ospedale vero e proprio, con i suoi servizi e le sue svariate specialità?» credo si possa rispondere, basandosi sui fatti, in modo positivo.

Postfazione

*Ezio Belleri**

Si può dirigere un'orchestra senza conoscere tutto lo spartito? Che musica verrebbe fuori se non ci fossero abbastanza violini, o se gli ottoni non fossero ancora arrivati nella sala concerti? Eppure bisogna suonare *adesso.*

Per suonare la giusta musica non ci vogliono solo competenza e passione, ci vuole soprattutto armonia. L'armonia è quel dettaglio invisibile che tiene in piedi il tutto. Il Policlinico di Milano, durante la pandemia da Covid-19, ha provato a fare questo: armonizzare, tenere in piedi, trovare i musicisti che mancavano, mettere ogni cosa al proprio posto perché funzionasse come doveva. Perché suonasse bene.

La pandemia ha travolto drammaticamente le vite di tutti. Ha portato via i nostri cari e ha messo in dubbio molte delle certezze che avevamo in campo sanitario. Ci ha messi di fronte a una situazione nuova, a cui non eravamo del tutto pronti: ci ha tolto gli spazi e il tempo,

*Ezio Belleri è Direttore Generale al Policlinico di Milano.

e su tante cose ci ha costretto a inventare soluzioni che non esistevano ancora.

Nella battaglia contro il coronavirus, però, non siamo mai stati soli: ed è un dettaglio che va sottolineato bene, per capire davvero come si sono svolte le cose. Avevamo centinaia di sanitari, tecnici e amministrativi che hanno speso tutte le loro energie perché ogni cosa funzionasse al meglio. Avevamo il supporto della società, che con la sua vicinanza e con le tante donazioni (non solo denaro, ma anche materiali, cibo, generi di conforto...) ci ha permesso di svolgere ancora meglio il nostro lavoro. E poi avevamo le Istituzioni, dai colleghi delle altre aziende sanitarie a quelli dell'Agenzia per la Tutela della Salute, fino alla Regione Lombardia. In tempi normali a volte è difficile persino mettere d'accordo due singole persone; ma quelli della pandemia non sono stati tempi normali, e lavorare tutti insieme è stato incredibilmente ovvio e naturale. Quando gli sforzi di tutti remano nella stessa direzione si riesce persino ad accelerare approvazioni e pratiche, pur rispettando alla virgola ogni aspetto della burocrazia. In questo, gli enti pubblici hanno potuto davvero dimostrare tutto il loro valore.

Per far funzionare un Ospedale servono medici, tecnici sanitari e infermieri: sono i professionisti che si occupano direttamente del paziente, lo accudiscono e lo curano. Ma un Ospedale è ben più di questo: ha decine di altre figure professionali che lavorano nelle retrovie, e sono però indispensabili perché tutto funzioni correttamente. In pandemia era proprio questo il passaggio più delicato: mentre i sanitari erano in prima linea, uno dei primi problemi era riuscire a trovare i materiali, organizzare gli acquisti e le consegne, assumere il personale necessario, coordinarsi con le altre strutture interne ed esterne, riorganizzare i turni dei collaboratori ma anche i percorsi, tutelare i colleghi, assicurare la fornitura dei dispositivi di protezione. E fare tutto questo *contemporaneamente*: una cosa che è possibile fare solo con l'appoggio completo della propria Direzione Strategica e della propria Presidenza.

Bisognava poi proteggere da Covid-19 i pazienti con altre patologie, ma anche creare nuovi spazi per le persone (sempre più numerose) che si ammalavano gravemente a causa del coronavirus. Serviva trovare apparecchiature apparentemente introvabili, uniformare i protocolli e inventarne di nuovi, codificare una realtà che ancora nessuno conosceva a fondo. Si doveva correre mentre il mondo intero era paralizzato. Senza ognuno di questi tasselli (e molti altri, in realtà) l'intera organizzazione rischiava di crollare da un momento all'altro. Non è mai crollata, e non ha nemmeno vacillato, grazie all'impegno di tutti.

Dietro un singolo posto letto, dietro ogni singolo paziente, hanno lavorato decine di collaboratori, di funzioni e di protocolli; all'Ospedale in Fiera di letti ne abbiamo realizzati 157, e nel frattempo abbiamo continuato a gestire i 900 letti nel nostro Ospedale. Era come guidare due macchine separate, ma che dovevano girare con lo stesso motore e arrivare al traguardo insieme. Anche in Fiera riuscivamo a fare TAC e radiografie, esami del sangue, consulti specialistici, senza la necessità di spostare i pazienti: per noi era a tutti gli effetti un Padiglione del nostro stesso Policlinico.

Bisogna pensare che, prima di Covid-19, a un grande ospedale come il nostro bastavano diciassette letti di terapia intensiva per gestire i bisogni generati da un totale di 900 posti letto. Invece durante la prima e la seconda ondata siamo arrivati a ricoverare contemporaneamente 110 pazienti in terapia intensiva (il mille percento in più) e altri 220 in terapia sub-intensiva: un terzo dell'intero ospedale era occupato da persone in condizioni gravissime, in quel momento senza terapie disponibili, e dovevamo mettere a disposizione risorse trenta volte maggiori di quelle che mettevamo in campo di solito.

Nell'affrontare la pandemia ci sono stati poi aspetti ancora più invisibili e ancora più fondamentali. Serviva per esempio adeguare le procedure antincendio per i nuovi spazi in Fiera, garantire le forniture di gas medicinali, proteggere collaboratori e accessi con i servizi di tutela e sorveglianza, fare manutenzione continua e puntuale delle apparecchiature: il tutto grazie alle nostre Unità per gli Acquisti, Appalti e Logistica, alle Funzioni Tecniche e all'Ingegneria Clinica. È stato necessario approntare un'infrastruttura informatica dedicata, che facesse comunicare il nostro Ospedale in Fiera in tempo reale con l'Ospedale; che potesse condividere i dati clinici e mettere a disposizione i consulti a distanza, proteggendo ai massimi livelli i dati sensibili ma «aprendo» i canali per collegare i pazienti con i loro cari, quando questo era possibile.

Serviva assumere persone nuove, e formarle in tempi

rapidi: le Risorse Umane hanno gestito i contratti e il reclutamento di operatori sociosanitari, tecnici di laboratorio, professionisti della riabilitazione, tecnici radiologi, personale logistico; hanno coordinato i turni per far funzionare il tutto 24 ore su 24 e garantito il tracciamento delle attività. Bisognava mantenere con la Gestione Economico Finanziaria il consueto rigore sul bilancio, gestendo le tante spese straordinarie e rendicontando ogni singola donazione, tenendo sempre traccia di tutto e riportando ai donatori i modi in cui avevamo impiegato il loro contributo.

E ancora, bisognava sanificare quotidianamente (più volte al giorno) centinaia di ambienti, smaltire materiali potenzialmente pericolosi; occuparsi dei pazienti che non sopravvivevano, con procedure speciali; elaborare protocolli per il commiato con i famigliari; preoccuparsi di ospitare in alberghi i sanitari a stretto contatto con i casi Covid-19, per evitare che contagiassero i propri cari; coordinarsi quotidianamente, 7 giorni su 7, con Regione Lombardia e ATS per adeguarsi a una realtà in rapidissima e costante evoluzione.

Come se questo non bastasse, ciascuna delle cose fin qui elencate andava estesa alle diciassette strutture, pubbliche e private, che nel frattempo si sono affiancate a noi per curare i pazienti nel nostro Padiglione in Fiera. Ogni Ospedale che dava il suo contributo portava con sé gli specialisti e l'esperienza; ciascuno di loro però aveva delle proprie procedure interne, dei propri meccanismi e delle proprie consuetudini. Questo rappresentava in qualche modo una complicazione ulteriore:

perché ogni azione, ogni percorso assistenziale doveva invece essere codificato come standard, in modo che ogni passaggio fosse certo e univoco per tutti. Per far funzionare al meglio l'Ospedale in Fiera, quindi, ogni cosa andava pensata, costruita e utilizzata prevedendo in anticipo ogni passaggio e addestrando il personale che proveniva da realtà diverse. Bisognava, in pratica, condividere i dispositivi e i percorsi, le procedure per ordinare il materiale e ottenere le forniture, formare il personale esterno perché potesse adeguarsi ai protocolli già perfezionati dal Policlinico. Ogni attività andava poi in qualche modo duplicata: la nostra Farmacia, per esempio, è stata fondamentale per garantire i medicinali all'Ospedale in Fiera e per fornire i dispositivi di protezione individuale a tutti; nel frattempo, però, continuava a farlo anche per l'intero Ospedale, in un contesto in cui tutti avevano bisogno di tutto, i consumi di materiale erano elevatissimi e (almeno all'inizio) non ce n'era mai abbastanza.

L'Ospedale in Fiera è stato attivo in tre periodi diversi, e in ogni intervallo non ha mai realmente chiuso: veniva mantenuto in stand-by, sempre pronto per eventuali nuove emergenze. Anche durante quegli stand-by il lavoro di tutti proseguiva incessantemente, per mantenere tutto efficiente, garantire le scorte, aggiornare i percorsi.

E infine, bisognava comunicare. Dovevamo consultare costantemente i nostri specialisti, per sfruttare al meglio tutte le conoscenze scientifiche acquisite di volta in volta; e poi, sulla base di questo, dovevamo diffondere nel modo più efficace possibile l'aggiornamento delle procedure, il cambiamento dei percorsi, con l'impegno di raggiungere e formare ciascuno dei nostri collaboratori: perché nessuno poteva permettersi di non sapere come comportarsi in ogni situazione. E poi dovevamo comunicare all'esterno, per dare risposte trasparenti a chi ci chiedeva come stavano funzionando le cose, quanti pazienti stavamo assistendo, da dove veniva il personale sanitario, quali erano le prospettive cliniche. Anche in questo non ci siamo risparmiati.

Dall'esperienza maturata all'interno dell'Ospedale in Fiera abbiamo imparato moltissimo, principalmente su due fronti. Abbiamo imparato a migliorare ancora di più le nostre capacità di reazione all'emergenza, e proprio sulla scorta di questo stiamo modellando il Nuovo Policlinico, struttura già in realizzazione che eredita tutti i concetti sulla separazione dei flussi e sulle capacità di adattamento che abbiamo elaborato in questi due anni di pandemia. E poi, abbiamo imparato a potenziare ulteriormente la ricerca scientifica in Ospedale, così come la condivisione del sapere: l'esperienza accumulata in Fiera è stata un ulteriore stimolo per produrre scienza ai massimi livelli, ed è stata anche il punto di partenza per diffondere tutte le nuove scoperte agli altri colleghi, sia in Italia sia a livello internazionale. Di questo rimane una solida testimonianza: il Policlinico di Milano è risultato tra i primi tre ospedali al Best Italian Hospital Awards 2022, proprio per il numero delle pubblicazioni scientifiche contro Covid-19.

Anche ora che ci siamo lasciati il peggio della pandemia alle spalle, stiamo continuando a occuparcene: ecco un'altra cosa che rimane invisibile. Il Policlinico gestisce il più grande hub vaccinale d'Italia, dove oltre due milioni di persone di tutte le età si sono vaccinate contro il coronavirus e le sue varianti; e continua a mettere a disposizione un percorso dedicato per seguire le persone con Long Covid, per curare tutti gli esiti a lungo termine che questa patologia ha lasciato in migliaia di persone.

Oggi sembra assurdo pensarlo, ma tutto quello che abbiamo fatto lo abbiamo fatto *mentre avevamo paura*. Era normale: non conoscevamo il nemico, le persone morivano, ci sentivamo senza protezione, a volte inadeguati. Però lo abbiamo fatto al meglio delle nostre possibilità. La pandemia, suo malgrado, ci ha insegnato tante cose, ma vorrei ricordarne una in particolare: ci ha insegnato che nei momenti di difficoltà si può essere utili in tanti modi, e che molti di questi potrebbero essere invisibili ai più. Ma è indispensabile fare tutto quanto è in nostro potere, nonostante la paura. Si può dirigere un'orchestra senza conoscere tutto lo spartito? Sì, se si riesce a far suonare ogni strumento insieme, con la giusta armonia.

Dal catalogo Guerini

Aldo Stella, *Medicare e meditare. Fondamenti teorici per una scienza unificata della salute*

Tatiana Pipan (a cura di), *Presunti colpevoli. Dalle statistiche alla cartella clinica: indagine sugli errori in sanità*

Gustavo Guizzardi (a cura di), *Giunti sul passo estremo. Medicina e società di fronte al fine vita*

Alberto Malliani, *Medico sempre. Lezioni di buona sanità*, a cura di Nicola Montano, Giangiacomo Schiavi

Mauro Boldrini, Sabrina Smerrieri, Paolo Cabra (a cura di), *Si può vincere. Storie di pazienti che hanno sconfitto il cancro*, prefazione di Beatrice Lorenzin

Francesco Nicosia, Fabio Tosatto, Paolo Guglielmo Nicosia, Simone Canepa (a cura di), *Spending review in ospedale senza tagli. Il lean system applicato in sanità*, presentazione di Adriano Lagostena

Alessandro Lovari, *Social media e comunicazione della salute. Profili istituzionali e pratiche digitali*

Angelo Rosa, *Lean organization in sanità. Esperienze e modelli di applicazione da Nord a Sud*, prefazione di Elio Borgonovi, introduzione di Adriano Lagostena

Francesco Nicosia, *Sanità Lean. Migliorare il servizio ai pazienti, ridurre gli sprechi, innovare la gestione ospedaliera con il metodo Toyota*

Thomas L. Jackson, *Value stream mapping nella gestione ospedaliera. Mappare il flusso del valore con il Lean System*, edizione italiana a cura di Francesco Nicosia

Francesco Cognetti, Mauro Boldrini, *Ritorno alla vita. Conoscere, prevenire, sconfiggere il tumore*

Gianluca Comin, Lelio Alfonso, *#Zonarossa. Il Covid-19 tra infodemia e comunicazione*, premessa di Walter Ricciardi

Elio Borgonovi, *Guardare oltre. Dialoghi per i giovani medici*, introduzione di Alessandro Colombo, postfazione di Ovidio Brignoli

Alessandro Colombo e Marinella Gallo (a cura di), *Formare la medicina generale. L'esperienza della Lombardia*, premessa di Giovanna Beretta e Fulvio Matone, prefazione di Luigi Tesio

Alessandro Colombo (a cura di), *Gestire la salute. Materiali per la formazione manageriale*, premessa di Giovanna Beretta e Fulvio Matone, prefazione di Domenico Mantoan

Alessandro Colombo, Marta Marsilio (a cura di), *Risorse umane e sistema sociosanitario. Note per la formazione manageriale*, premessa di Elio Borgonovi

Giulio Gallera, *Diario di una guerra non convenzionale. La nostra lotta contro il virus*, prefazione di Alessandro Sallusti

Finito di stampare nel mese di dicembre 2022
presso Geca Industrie Grafiche - San Giuliano Milanese (MI)